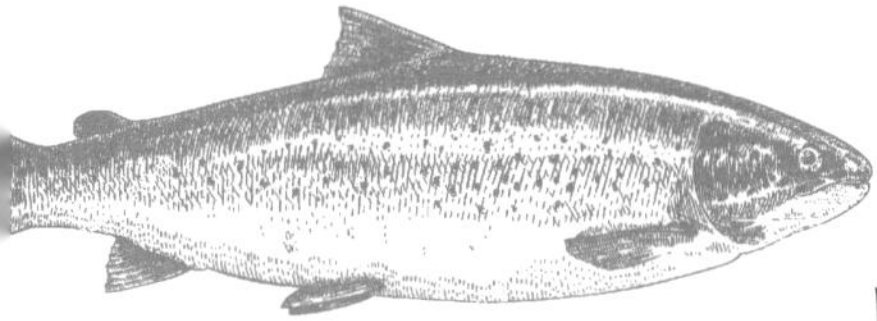

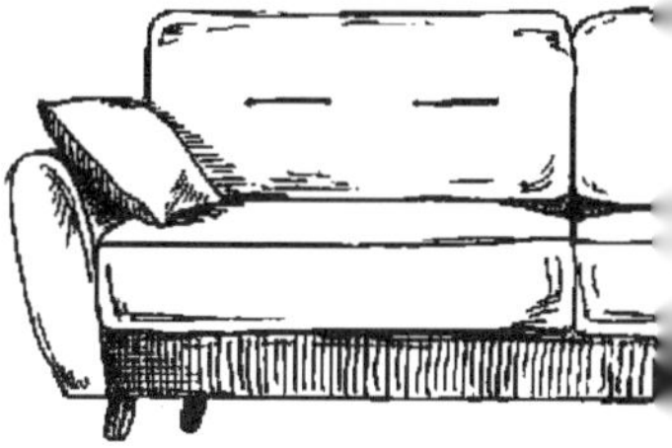

我們與毒的距離只在一線間

11個中毒案例教你如何與毒共處

劑量才是重點

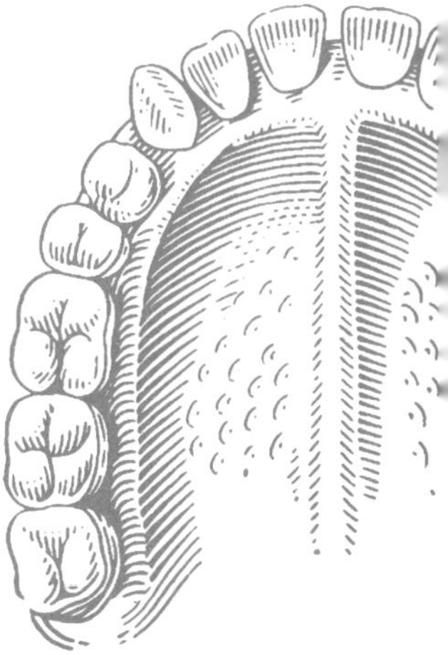

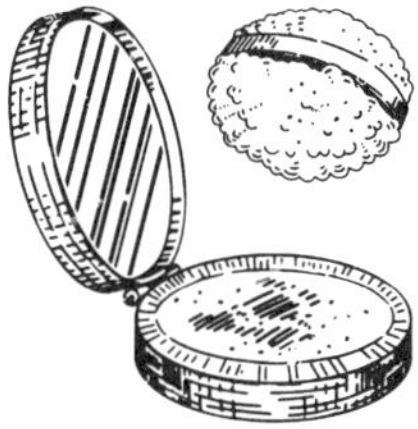

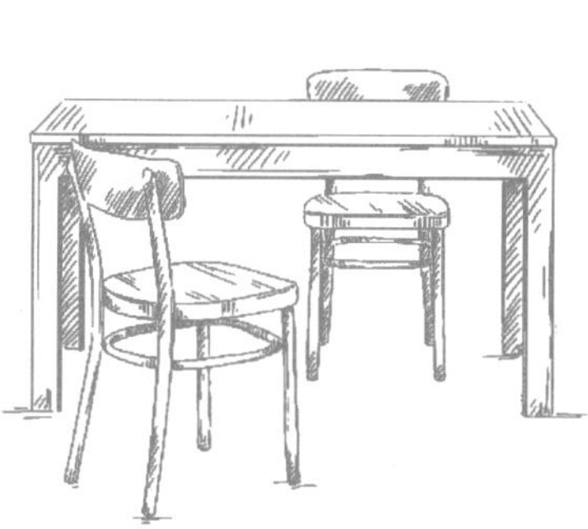

孫銘宗
陳佳煌
姜至剛
著

目錄

從經驗知識到獨立科學「這草有毒！」

「魚兒自殺，貝類絕食！」人類歷史上的毒物災難

「劑量決定毒性！」毒理學是預防醫學，也是安全科學

作者序

透過案例分析培養大眾識毒能力

好人出版找上我，提到想要出版一本毒理學的書籍，當時我曾有過猶豫。因爲坊間已有很多毒理學相關的書籍，作者背景涵蓋醫護人員、公衛學者、食安專家、毒理學家等，涉及面向五花八門、分析觀點各有所長。如果再要出版一本毒理學書籍，可以有什麼特別之處；或者說，我想告訴讀者什麼內容。經過數次討論，最終定位是介於專業教科書與科普書籍之間；也就是說，她必須是一般民眾可以閱讀，但又不是網路上良莠不齊、缺乏學理依據的科學性讀物。

也因爲這樣的嘗試，我們知道每個案例都必須是精心挑選，導致出版期程有所延宕，所幸這樣的投資是值得的。本書第二單元中，我們深入探討了十一個代表性的毒理學案例，涵蓋傳統毒物到現代工業與環境汙染物的廣泛範圍。這些案例的選擇，反映了毒理學的多樣性與其在當代社會中的重要性。不僅因爲它們各自的獨特性，也因爲它們對大衆健康及和環境安全的普遍影響。

在選擇這十一個案例進行介紹的過程中，我們考慮其於科學、法律及社會層面上的教育意義。這些案例的多樣性不僅提供全面了解毒物如何影響生物體的機會，同時也促進對毒理學這一學科必要性的認識和尊重。例如，我們討論了萊克多巴胺（瘦肉精）的案例，揭示了食品安全與公共健康之間的緊張關係，「安全」與「安心」的不同風險溝通層次；另一例是塑化劑事件，這是一個典型的「非預期毒性物質」食安事件，更凸顯了背後檢驗人員鍥而不捨的重要性。這些案例不僅展示了毒理學在解決目前問題中的作用，進一步證明持續監控和科學研究的必要性，也突顯了「風險分析」在保障人類健康中的核心地位。

此外，這些案例還有助於讀者理解毒理學在公共政策制定中的應用，特別是在食品安全、環境保護、職業安全等領域；也就是進行嚴謹的毒理評估和風險管理，是保護公共健康不可或缺。透過對這些案例的學習，我們希望培養出能夠識別、評估和回應化學危害的社會大衆，這對於現代社會的可持續發展至關重要。

二〇二四年初，就在我們以爲可以脫離新冠肺炎疫情恢復正常生活之際，卻接連出現蘇丹紅的非法使用、軟毛青黴酸、邦克列酸（米酵菌酸）、諾羅病毒汙染等重大食安事件，引發社會高度關注。本書於此一時刻付梓，別具意義。期望本書能帶給讀者正確的毒理學基本常識，讓民衆不再聞毒色變；也期望藉由本書出版能夠抛磚引玉，吸引更多關心毒理學的人士，投入毒理學的風險溝通，在這條毒理學的科普道路上結伴而行，無「毒」有偶。

毒理學專有名詞 搶先看

毒性

指透過吸入（呼吸）、攝入（進食）、吸收，或直接暴露化學物質，而對身體產生的有毒或致命影響。

毒物

指任何能夠傷害或殺死人類、動物或植物的化學物質；一種毒藥。「有毒物質」一詞用於談論由人類活動產生或作為副產品的有毒物質。例如，戴奧辛是某些含氯化學品的副產品，是一種有毒物質；砷是一種有毒金屬，可能作為地下水的天然汙染物存在，或者可能作為工業活動的副產品汙染地下水。此類有毒物質被稱為毒物，而不是毒素。

毒素

自然產生的有毒物質，通常使用「毒素」一詞。毒素是微生物（細菌或其他微小植物或動物）、植物或合成化學來源的任何有毒物質，它與特定細胞成分發生相互作用，而殺死細胞、改變生長、發育，或殺死生物體。

中毒症狀

生物體呈現出體內存在毒物的任何感覺或跡象。

毒性作用

指由於接觸有毒物質而對健康造成的影響，也稱為對身體的毒性作用。

選擇性毒性

指一種毒物會對某一種生物或組織有損害，而對其他生物或組織器官無毒性作用，即使這兩種生命物質可能同時存在。

毒性的產生

在產生毒性之前，物質必須接觸身體表面，例如皮膚、眼睛、消化道或呼吸道黏膜。在討論某種物質的「毒性」程度時，化學品的劑量或暴露量非常重要。

劑量

劑量是進入體內的化學物質的實際量。所接受的劑量可能是由於急性（短期）或慢性（長期）暴露所致。急性暴露發生在很短的時間內，通常是二十四小時。慢性暴露發生在很長一段時間內，例如幾週、幾個月或幾年。暴露量和毒素類型將決定毒性作用。

劑量反應

劑量反應是暴露與健康影響之間的關係，可以透過測量相對於劑量增加的反應來確定。這種關係對於確定特定物質的毒性非常重要。它的主要概念：劑量或暴露時間（化學品、藥物或有毒物質）將對暴露的生物體產生影響（反應）。通常，劑量愈大或愈強，反應或效果就愈大。這就是「劑量決定毒性」這句話背後的涵義。

閾劑量（閾值）

最小有作用劑量，基於劑量反應的概念，應該存在一個劑量或暴露水準，低於該劑量的物質在人體中不會產生有害或不良影響，這個劑量即稱為「閾劑量」。該劑量也稱為「無不良反應的最高劑量」（NOAEL）。毒理學家在討論暴露與劑量之間的關係時，經常使用這些術語。然而，對於致癌物質（致癌物），不存在安全的暴露劑量，因為任何暴露都可能導致癌症。

個人易感性

指人與人之間對有害物質的反應類型的差異。每個人都是獨立個體，因此對暴露的反應可能存在很大差異。一個人接觸該物質可能不會產生任何影響，而另一個人可能會患上重病，另一個人則可能罹患癌症。

敏感人群

指那些比一般健康者更容易因暴露有害物質而患病的人。這些人通常包括兒童、慢性病患者和老人，還包括孕婦和育齡婦女。根據汙染物的類型，也可用於描述例如年齡、體重、生活方式、性別等其他人群。

ppm 與 ppb

ppm，parts per million，也就是十的六次方分之一，或是百萬分之一，相當於食品當中殘留物質有達到每公斤一毫克（mg）。ppb，parts per billion，也就是十的九次方分之一，相當於食品當中殘留物質有達到每公斤一微克（µg）。

半致死劑量（LD50）

LD50，即是半致死劑量。簡單說明就是，如果拿一百隻老鼠來做實驗，在某一個劑量時，這一百隻服用的老鼠中有五十隻死亡，這個劑量對老鼠而言就是牠的半致死劑量（LD50）。所測得的半致死劑量愈低，即代表毒性愈大。因此，我們可以用半致死劑量來初步評估毒性的高低強弱，也能比較不同物質的毒性。

無不良反應的最高劑量（NOAEL）

測出半致死劑量（LD50）之後，會把這個物質進一步降低劑量去做一些較長期的暴露實驗，在這一系列的毒性測試實驗裡，主要目的是要測出所謂的「無不良反應的最高劑量」，在這個劑量的時候觀察不到任何的不良反應。

每日可容許量（ADI）

為了確保人類安全無虞，會以動物實驗上測到的 NOAEL 值去推估一個人類安全暴露劑量上限，如果人類每天吃這個劑量以下，一生可能對身體都不會有任何的不良反應這個暴露劑量上限就稱為每日可容許量（ADI），主要用於評估食品中添加劑（例如，食品防腐劑、色素、甜味劑等）的風險。

每日耐受劑量（TDI）

主要用於評估不該存在於食品中的化學物質（例如，農藥及環境汙染物等）的風險。ADI 或 TDI 就是把我們從動物身上測出來的 NOAEL 值再除上一個安全係數，安全係數通常大約是10到100之間。這個安全係數的考慮因素，包括實驗鼠與人可能對毒性反應有物種上的差距，以及人裡面的不同族群，孕婦、小朋友、老人等，可能對毒性物質的耐受性不太一樣。除了安全係數外，有時還會再加上一個不確定係數，例如考慮長期暴露與短期暴露的差異。最終這個 ADI/TDI 可能就是動物實驗做出來的 NOAEL 值的千分之一，政府單位訂定這個 ADI/TDI 基本上就是用這種方式去訂定的。

前言

離不開毒，就學習與毒共處

毒理學，顧名思義就是對毒物及其影響的研究。更明確地說，是一門研究化學性物質、生物性物質及物理因素對生物體造成有害作用及其作用機制、評估此物質產生危害的風險，並提供科學證據作爲法治訂定依據的科學。

毒理學從最初的經驗科學，隨著物理、化學與分析科學的出現與進步，現今的毒理學已是一門橫跨多領域且獨立的應用科學。毒理學研究的最終目的在於預防，因此毒理學在學科性質上屬於預防醫學。同時，由於毒理學已經從專注於研究毒物和化學品暴露的危害的科學，發展成爲致力於研究安全的科學，因此也有人認爲毒理學是「安全科學」。

研究毒以防被毒殺個措手不及

毒理學的研究、有毒物質的檢驗方法，以及完善的管理制度，都與人民的健康、經濟發展與國家興衰有關。而其最重要的功能，在於了解、預防及研究如何治療突發或潛在性毒物，以及其產生的中毒症狀，這包括：毒物的產生過程及其化學性質；毒物對人體及生物系統的危害，如生理機能、形態、新陳代謝之異常，或是致癌性及致畸胎性的形成；其化學檢驗與分析方法；毒性產生危害的過程、機轉及治療等。

最近幾年來，臺灣有關毒藥物的使用、因有毒物質而導致的食品中毒案件層出不窮。雖然毒理學無法解決所有環境與健康問題，但能幫助我們更好地以「批判性的眼光」，分析周圍環境和那些影響在地甚至全球的事件，更好地判斷化學物質與物理因素對我們生活、工作的影響，並提出富有遠見及深度的見解，進而帶動各行各業、政府部門及新聞媒體等的決策者，共同影響社會與環境的進展。

現今全球各地的毒理學發展已愈臻成熟，各項產業也都需要應用到毒理學知識及技術，例如環境保護、化學品、藥品、食品、奈米，甚至疫苗等安全性評估，以及生態、毒理檢測、職業安全、毒理機制、風險評估、臨床中毒及解毒等，都需要專業的毒理學解析。

理解毒的三大觀念

但是，在談論毒理學時，很重要的觀念是：

◆並非每個人對同一種有毒物質都會出現完全相同的反應。

一個人是否出現不良反應受許多因素影響，例如暴露的量和持續時間、個體對某種物質的敏感性，以及其年齡。而在人的一生中，有些時期例如子宮內胎兒時期、幼兒期以及青春期等大腦持續發育的活躍細胞分化和生長時期，可能更容易受到化學品的影響。若僅只是接觸了有害物質，並不表示一定會因此而生病。

◆所暴露的化學物質與劑量，是毒理學分析的重點。事實上，幾乎所有物質都有潛在的毒性，但具體的危害程度取決於劑量和暴露方式。以阿斯匹靈為例，適量阿斯匹靈可以用於緩解疼痛、退燒和抗發炎，但過量使用則可能對生命造成危害。毒理學的目標之一就是確定不同物質在何種劑量下，以及透過何種途徑引起危害，進而評估其潛在風險。

◆即使是看似微不足道的低劑量暴露，也可能具有生物學意義。尤其長期持續暴露或發生在成長發育的關鍵期或敏感期，都可能會導致不良的健康影響。

毒性物質從哪裡來？

廣義上，任何被認為對人體有害的物質，都視為毒物。生態環境中，毒物可在生物界及礦物界中自然產生，或是因人為科技及產業發展而產生。

毒物主要分為三大類：化學毒物，例如砷、氰化物、苯酚、沙林、光氣等；生物毒物，例如箭毒毒素、肉毒毒素、毒蕈鹼、蓖麻毒素、河豚毒素等，來自生物體的毒物稱為毒素；物理毒物，例如放射性核素α、β、γ輻射。

毒物的形態，可以是氣態、液態或固態。也分有天然毒物，例如氣體、礦物質、生物鹼、毒液等；以及人造毒物。

毒物的吸收、分布、代謝和排泄

在日常生活中，這些毒物進入人體的途徑主要有三種：食入（口服）、呼吸（吸入）與皮膚接觸。不同的吸收方式會有不同的屏障及吸收率，進而影響後續的分布情形。這三種吸收方式的毒性效力又以經鼻呼吸最強，食入其次，皮膚接觸的吸收效力最差。不過，一個化學物質進入體內的途徑可能有一種以上，並且在同一時間點也可能有一個以上的暴露途徑。

另外，眼睛也是毒性物質最常見的暴露部位之一。眼角膜是眼睛最容

毒物進入人體的途徑與影響部位

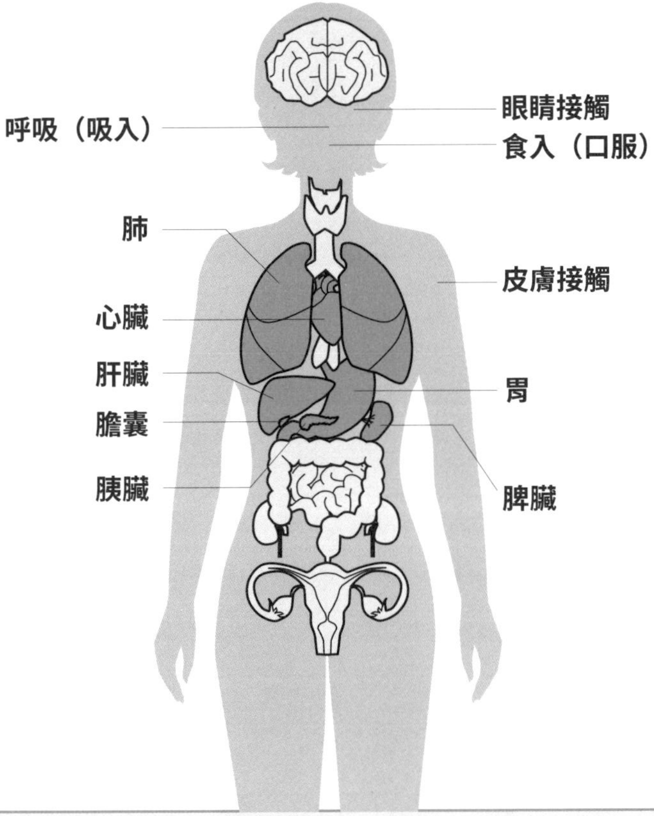

易接觸有害物質的部位，尤其眼睛很容易受傷且痊癒很慢，其損害甚至可能不可逆。

毒物進入到生物體後，在生物體內經過分布、代謝、排除的過程，產生「量—時間」或「血中濃度—時間」的動態變化。

吸收

一種生物體暴露毒性物質進入體內循環系統的過程。大部分的毒物通過上皮的屏障，並在細胞中利用擴散作用進入微血管。吸收速度，和毒物的脂溶性、濃度、溶解度，以及吸收的表面積和上皮的特性等有關。由於細胞膜是雙層磷脂質，因此親油性物質較容易通過細胞膜，並且親油物質利用脂蛋白來運送，會儲存在脂肪裡。大多數的毒性外來物，是親油性。

此外，氣溫、濕度及皮膚損傷也會影響皮膚的吸收。

分布

毒性物質離開血管後在體內分布的過程。當毒性物質透過不同路徑進入人體內後，會透過血液、淋巴系統運輸或其他的擴散作用，將物質散布於體內的其他部位，進而影響物質對人體部位的作用差異。

代謝

人體中最主要的代謝器官爲肝臟及腎臟，這兩個器官是代謝酵素含量最多的器官。大部分的物質會經由這兩個器官，進行生物轉化作用，增加其水溶性與親水性而被代謝成更容易被排出體外的形式。這過程不一定只有單一步驟，可能會經過多次的降解或酵素作用，最後才能被順利排出體外。

排泄

這些經代謝分解的物質會被送到人體排泄的目標器官，這些目標器官包含有腎臟、皮膚、肺臟、腸道等，透過濃度梯度、主動運輸等方式排出人體外。例如經腎臟隨著尿液排出、經肝臟隨著膽汁排出、經肺隨著呼氣排出、經胃腸道排出，以及隨同汗液和唾液排出體外。

然而，並非所有進入人體的毒性物質都會經歷上述的四個步驟，有些可能不須經過人體代謝，或沒有分布的過程就直接被排出體外。

身體主要的兩大排毒器官——肝臟與腎臟

如內文中所述，人體的排泄系統包括肝、腎、肺、皮膚、腸道等，人體透過這些內建的排毒系統過濾、分解和排除毒物與廢物。但身體排除毒素主要還是由肝臟與腎臟負責，絕大多數的藥物過敏、食物中毒或體內代謝循環不良，都是經由肝臟將毒素代謝後，再經由腸道的糞便、腎臟的尿液或皮膚汗腺排出，極少部分以氣體形式由肺排出。

肝臟解毒機制

肝臟除了具有合成、轉化、排泄及儲存功能外，同時也是體內最主要的解毒器官，體內所產生75％的廢物是在肝臟被分解代謝。例如肝臟可將氨轉變成尿素，釋放至血液中，再經由腎臟從尿液排出；藥物中所含的有毒物質，或是代謝後產生的毒素都可透過肝臟的分解變成無害的物質。

肝臟代謝化學物質過程分成兩個階段：

第一階段，主要為氧化或還原反應或是水解反應接上極性基團。這些物質先經由肝臟稱為細胞色素 P450 家族的酵素系統進行氧化、還原或水解反應，將這些毒素轉化成較低毒性的物質。

第二階段，為接合反應。即中和肝臟解毒第一階段的副產品，以及其他的殘留毒素。這個過程會將毒素轉變為水溶性的不活性代謝物，以從身體排出體外，這個過程被稱為接合作用。麩胱甘肽、硫酸鹽和甘胺酸是負責這個過程的主要分子。

腎臟解毒機制

腎臟的主要功能是過濾血液、製造尿液、排除廢物及調節血壓，因為具有排泄廢物的作用，所以是人體內另一個具解毒功能的器官。食物中的蛋白質與體內代謝產生的廢物會進入血液中，由腎臟來負責過濾血液中的含氮廢物與過多的液體。腎臟就像是數百萬個微小過濾器的組合物，可過濾掉如尿素、氨、尿酸、酸、重金屬、藥物的代謝產物等。

腎臟每天過濾的液體約一六〇至一九〇公升，其中大部分皆回收體內，僅約一至二公升形成尿液排出體外。如果腎臟出現問題，經由尿液排泄廢物的功能就會降低，進而造成全身毒素的累積，一旦更嚴重至腎功能喪失，就必須透過洗腎機器輔助才能清除體內代謝所產生的廢物，否則就會因毒素無法排出而危害生命。

一種物質有沒有毒，沒有絕對性。劑量決定毒性！

談論有毒物質時，要先理解什麼是「有毒」？毒理學之父帕拉塞爾蘇斯的經典名言初步解釋了毒物的定義：「所有物質都有毒，沒有不毒的物質；唯有劑量可以決定這個東西是否有毒。」因此，一種物質有沒有毒，沒有絕對性，「劑量」才是關鍵。

以我們每天都必須喝的水為例，多喝水有益身體健康，但短時間內一口氣灌下五公升的水，就會因為體內水分過多而使細胞開始膨脹，造成細胞脫水、鹽分（鈉離子）濃度降低，讓體內電解質不平衡，最後引發腦水腫、意識不清，更嚴重時則可能導致休克死亡。這就是所謂的水中毒。

另一個例子是大家耳熟能詳、並被認為極具毒性的砒霜。砒霜（化學名三氧化二砷），自古以來就一直被做為謀殺用的毒藥，但事實上不論是在中醫或西醫，它都具有悠久的藥用歷史，在現代醫療上它更是成爲治療白血病、淋巴癌或是多發性骨髓瘤的良藥。

人體所必需的水一旦過量，仍會讓人致命；而一直都被視爲「毒物」的砒霜，只要抓準劑量，也能成爲救命良藥。這兩個例子，是劑量決定毒性的極佳例證。但是，這個「劑量」標準是怎麼來的？

吃多少才會有事？

我們常可在新聞裡看到「……重金屬超標五倍」、「……檢出農藥殘留超標十倍」等描述，新聞敘述中的「標」，指的就是法律上規定的「安全容許量多了一個」（最大殘留容許量，也就是限量標準）。在臺灣，食藥署主責制定的《食品安全衛生管理法》，對食品中的食品添加物等有「安全容許量」的相關規定，而這個「量」除了參考世界各國所訂定的標準，還包括食品法典委員會（CAC，聯合國糧農組織與世界衛生組織所組成）制定的規範標準。

先來看下方的參考公式1。

參考劑量的英文縮寫爲RfD，而公式的分子NOAEL，代表的是「無不良反應的最高劑量」。

NOAEL由科學家經過動物實驗取得，亦即某物質對實驗動物「沒產生危害反應」的劑量。不過，因爲動物與人類不同，同是人類的個體間也會有差異（例如老人和小孩），所以科學家在取得NOAEL之後，會將這些因素列爲不確定因子，也就是公式下方分母部分；考慮完UF之後，謹愼的科學家還會加入不確定係數（MF），例如實驗偏差、非長期實驗等，最後才形成這個公式。

從動物實驗取得的NOAEL要推估到人體，還必須除以從100到1000的安全係數（甚至更多，但通常是100），才會是參考劑量。

得到參考劑量之後，主管機關會根據它來訂定法規上的「安全容許量」，也就是食安新聞上常會出現的超「標」。在制定時，要掌握下方公式2的原則。

公式1

$$\textbf{參考劑量（RfD）} = \frac{\text{NOAEL}}{\text{UF1 UF2 UF3 UF}\cdots\text{MF}}$$

也就是總共吃下去的殘留物質，不可以超過經實驗取得的參考劑量。在這個安全容許量之下，就算有殘留，長期食用也不致於對人體造成危害。食品的安全容許量是根據給人體的參考劑量與膳食平均值等條件而定；而參考劑量則是根據 NOAEL 與 UF、MF 等因素微調而成。因此「安全容許量」是經歷許多實驗及考量而設定的標準，這個標準值得大家信賴。

超標不等於吃了就會中毒

不過，在看到又爆發超標食安問題新聞時，先不要太過恐慌。當市場抽樣調查發現農藥或化學物質超標時，此項產品就必須下架或銷毀處理，避免民眾暴露在風險之中，同時生產此項產品的廠商會受檢查並處罰。

但若是已將超標食物吃下肚，也不需要感到緊張、恐慌。以農藥爲例，在計算暴露量時都是以未經清洗、殘留最高量的值來計算，同時將容許值壓至最低，因此只要不是嚴重超標（如單次劑量過高），或是長期暴露與攝取，不至於會對健康造成危害。

公式 2

安全容許量	×	膳食平均值	<	RfD
（容許食品中殘留的劑量）		（國人平均都吃多少）		（參考劑量）

人毒共存的歷史

「這草有毒！」從經驗知識到獨立科學

據說神農氏去世時留下了一句話：「這草有毒！」這個既幽默又富有教訓意味的故事，提醒我們即使是古代的草藥專家也需要小心處理植物中的毒性成分。

毒是人類文明與科學的推手

生活中的有毒物質無所不在、無處不有，不僅對身體也對環境造成極大影響，但在探討存在於生活中的毒物之前，我們應先了解毒理學的歷史發展、基本概念及其研究內容，再藉由眞實出現在日常生活與工作環境中的毒性物質汙染實例，逐步認識生活中的毒，並提高自身的健康意識與環保意識。

當談到毒理學的歷史時，不禁會想到一個關於神農氏的傳說。據說，在神農氏去世的那一刻，他留下了一句極爲重要的話：「這草有毒！」這個故事既幽默又富有教訓，它提醒我們即使是古代的草藥專家也需要小心處理植物中的毒性成分。現在，讓我們深入了解毒理學的基本概念以及它如何在歷史上演變成一門獨立的科學。

從自然界中習來毒理概念的遠古時代

我們或許不了解毒物在人體內眞正的實際化學作用，但與毒物的接觸歷史都留下了長期且詳盡的紀錄。

最早的毒理學概念，或可追溯到史前時期人類因嘗試或誤用，而偶然發現自然界中毒性作用的經驗根源。

嘗試、誤用以身試毒

當時的人們最初爲了確保生存，不斷透過親身體驗以區分出可食用和有毒的植物，以及會釋毒的動物。在累積了大量且不斷增長的毒物知識後，人們試著將這些有毒物質進行初步的分類，例如西元前二六九六年的神農氏嘗百草，嘗遍草木以測試其潛在藥性，而有後世中國的第一部藥學著作《神農本草經》；古羅馬時期的希臘醫師與藥理學家迪奧斯科里德斯將六百多種植物、礦物或動物原料，以及由這些原料製成的約一千種藥物，匯集整理成《藥物論》一書，並成爲現代藥典基礎。

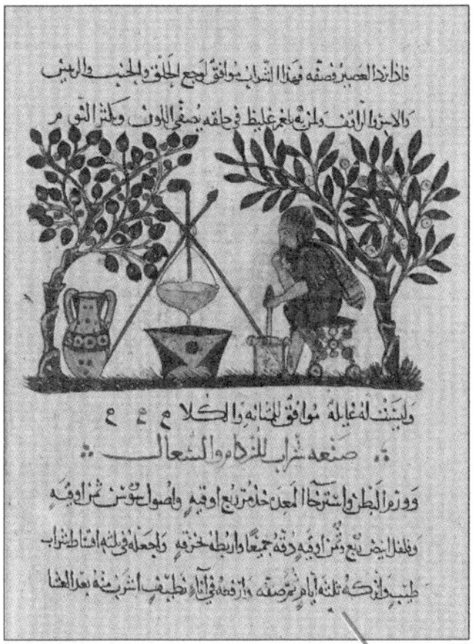

醫師正在配製長生不老藥。現代藥典基礎《藥物論》的一頁內頁

狩獵、戰爭、去除政敵

而在人們親身嘗試各種植物與礦物後，所陸續發現的一些具有毒性的植物或礦物、動物毒素，就成爲了毒藥的來源。毒藥在人類社會歷史漫長的演進過程中，主要被使用在三個方面：狩獵和戰爭；去除政敵來避免軍事衝突或解決社會的緊張局勢；以及做爲藥物來治療疾病。

歷史資料顯示，毒藥的最初用途是用來殺蟲、狩獵，例如雄黃（含砷硫化物礦物）即被用來驅蛇、解毒、殺蟲。有專研舊石器時代狩獵武器的學者，以偵測毒素殘餘物的技術檢驗博物館藏品，證明三萬年前的人類可能就已開始使用毒物來狩獵。

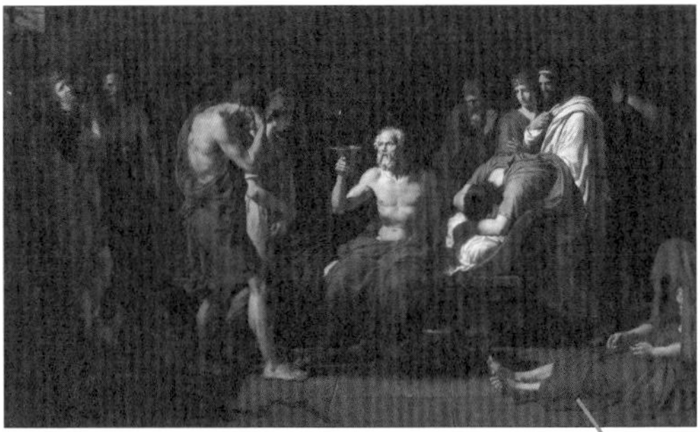

蘇格拉底服用毒堇汁。

〈蘇格拉底之死〉，弗朗索瓦．澤維爾．法布爾

後來，毒藥也被用來做爲戰爭時的武器，甚至被用來做爲政治鬥爭與清算的工具，例如古希臘哲學家蘇格拉底得罪雅典主政者，被以不虔誠和腐

蝕雅典青年思想的罪名，判處服用毒堇汁（毒芹鹼，一種有毒的生物鹼）而死；再如，中國古代把各種有毒植物加進酒裡的「鴆酒」，用來謀殺政敵。

解毒劑

有毒藥，自然就會需要解藥。但在還沒有毒物解析研究出現以前，同樣是以人體實際試毒來找出毒藥的解毒劑。西元前一世紀的安納托利亞（註1）（小亞細亞）地區一個希臘化國家，本都王國的國王米特里達梯六世，因其父親被人下毒暗殺而亡，擔心自己也會被毒殺，所以會定期服用低劑量毒藥來增加身體對毒藥的抗藥性。

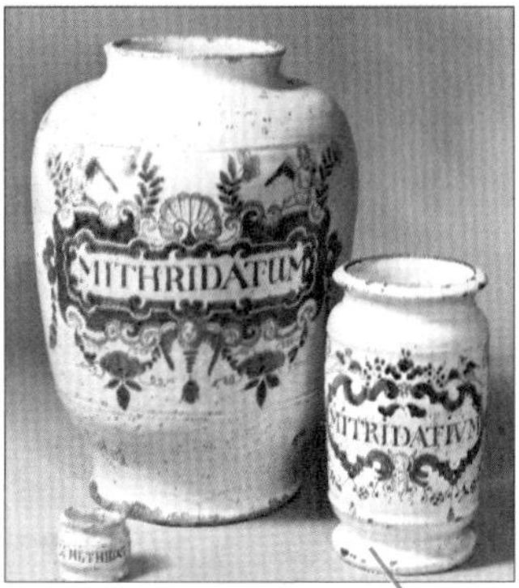

存放萬用解毒劑「米特里達梯」的藥罐。Wellcome Images/CC BY

除了他親身試毒之外，重罪囚犯與死刑犯也是他試驗毒藥與解毒劑的白老鼠，並從而製造出被稱爲「米特里達梯」的萬用解毒劑。但在西元前八十二年，他

註釋 1 安納托利亞是亞洲西南部的半島，位於黑海和地中海之間。安納托利亞是希臘語「上升、東方」之意，隱含著這片地方位於歐洲東部（日出之地）的意思。現時安納托力亞的全境由土耳其控制，也是土耳其大部分的領土疆域。

Q

本都王國的國王米特里達梯六世，怕被人下毒暗殺所以會定期服用低劑量毒藥來增加身體對毒藥的抗藥性。請問現代人可不可以仿法？

A

透過服用低劑量的毒藥來增加身體對毒藥的抗藥性，這一概念與毒理學中的「毒物興奮效應」（Hormesis）相似，即低劑量的有害物質可以刺激生物體產生正向的健康效應，而高劑量則具有害反應。然而，對於毒物興奮效應的看法在科學界中仍有許多爭議，主要是因為並非所有毒物或刺激對人體都是有益的。例如，吸菸和飲酒在短期內可能不會造成顯著的傷害，但從長期來看，這些行為對健康並無任何好處。國際著名醫學期刊《刺胳針》（*The Lancet*）甚至證實，飲酒沒有所謂的「安全攝取量」，唯有滴酒不沾才是避免酒精危害的唯一方法。因此，刻意利用這些物質來「增強」身體對毒素的耐受性仍是不建議的做法。

的對手蘇拉贏得羅馬歷史上的第一次大規模內戰，成為羅馬共和國終身獨裁官後，隨即頒布毒藥買賣與使用的管制禁令。

化學知識建立的中世紀

進入中世紀前期的歐洲，戰爭頻仍，崇尚魔法、巫術，還爆發了人類歷史上最嚴重瘟疫之一的黑死病。這時期的科學發展，因受戰亂與封建禁錮重創不進反退，與毒理學領域相關的里程碑事件是摩西．邁蒙尼德出版了《論毒藥及其解毒》一書。這本書在整個中世紀被做為毒理學教科書。

同時，這時期許多礦物不僅被做為醫療藥物使用，也是許多毒物的重要配方，尤其砷是當時許多毒物的基底。約一二五〇年，中世紀歐洲重要的哲學家、神學家和煉金術師艾爾伯圖斯．麥格努斯首次分離出砷。

毒理學建構成形

在文藝復興時期，除了發現新的毒藥製作原料，同時毒藥的新性能也

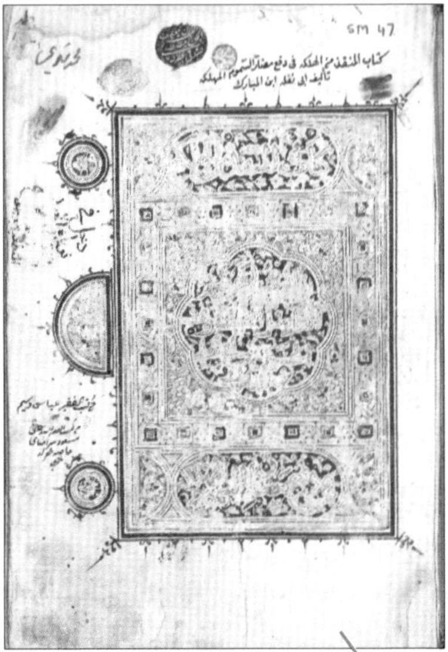

早期關於毒物與解毒劑的毒理學書籍手稿。

被研究得更加透徹。因此之故，此時期毒藥的濫用達到了高峰，下毒謀殺或誤食的事件層出不窮，甚至連戲劇、小說都頻繁出現毒藥的劇情，最知名的應該就屬莎士比亞名劇《羅密歐與茱麗葉》中，男女主角雙雙飲用毒藥身亡的這一幕。

除了文學作品頻繁出現「毒藥」，還傳說發跡於西班牙的瓦倫西亞的波吉亞家族，整個家族都是下毒高手，甚至當時還設有專門學校、出版專書教授投毒技藝，教人如何不被發現地成功下毒。

同時，這個時期使用水銀等礦物療法逐漸興起，毒物被做爲一門研究學科來進行，帶動了化學知識的建立。李奧納多．達文西在動物身上試驗毒藥的生物累積性。被後世尊奉爲化學之父、毒理學之父的帕拉塞爾蘇斯，則是提出了人體是一個化學系統的學說，而這個化學系統是由靈魂（硫磺）、精神（水銀）、肉體（鹽）三元素所構成。帕拉塞爾蘇斯認爲人之所以生病，是因爲這三元素間失去平衡所致，使用礦物藥物可以恢復三元素的平衡，從而治癒疾病。

他的研究發現了植物或動物毒物的毒性，實際上是由特定的化學物質所致，而人體對這些化學物質的反應取決於所接觸的劑量，低劑量的物質可能無害或有益，而高劑量的物質則可能有毒。

他認爲「毒物」並不一定是負面的東西，「所有物質都具有毒性；沒有一種物質不是毒物。只要劑量正確，毒藥也能變成仙丹。」這段話被精簡爲「劑量決定毒性」，也就是現今毒理學所說的「劑量—反應關係」。簡言之，「劑量」是任何物質是否有毒以及對生物體危害程度的主要決定因素——這是毒理學的一個重要概念與基本原理。

同時，帕拉塞爾蘇斯還鼓勵進行動物實驗來研究有益和有毒的化學效應，是最早將化學引入醫學的科學家之一。

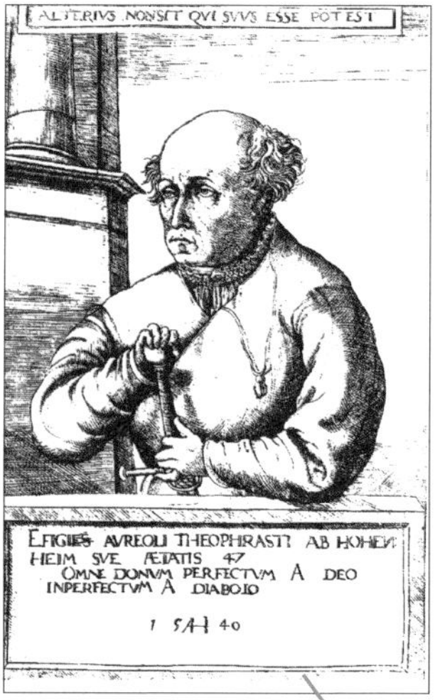
ALTERIVS NON SIT QVI SVVS ESSE POTEST
EFFIGIES AVREOLI THEOPHRASTI AB HOHENHEIM SVE AETATIS 47
OMNE DONVM PERFECTVM A DEO INPERFECTVM A DIABOLO
1540

帕拉塞爾蘇斯肖像。

奧古斯丁．希爾施富格爾蝕刻畫

十九、二十世紀從毒物概念轉變爲現代毒理學

雖然十七、十八世紀毒理學逐漸建構成形，但是直到十九世紀該領域才有明顯進展。在西班牙出生、入籍法國的化學家與毒理學家馬修．奧菲拉，利用實驗室實驗、臨床數據及屍檢，系統性地將當時毒藥的化學和生物特性聯繫起來。他透過分析屍體解剖檢體中的毒物及其相關組織損傷，證明了毒物對特定器官的影響。由於奧菲拉對毒理學領域的整體貢獻，他被尊爲「現代毒理學之父」。

同時，奧菲拉也是法醫毒理學的先驅，他經常參與刑事和法律醫學方面的調查，致力使化學分析成爲法醫毒理學的常規項目。毒理學的發展，對刑事案件偵查具有極大意義。

由於一直到十九世紀，砷都還是常見的謀殺毒藥，因此它也成爲早期毒物研究分析的重點。不少科學家致力於開發出砷的檢測方法，其中最知名的是英國化學家詹姆斯·馬許在一八三六年所發布高敏銳度的「馬許試驗」(註2)，並以此試砷方法偵破了一件毒夫案件。

在此歷史時期，美國在毒理學領域上的研究文獻與著作，和歐洲的整體發展相比顯得匱乏。此時的美國沒有「法醫」，只有驗屍官。驗屍官不具醫學背景，是經選舉的公務員，往往會受政治或權勢壓力的左右而隱瞞眞正死因。查爾斯·諾里斯在大學畢業後

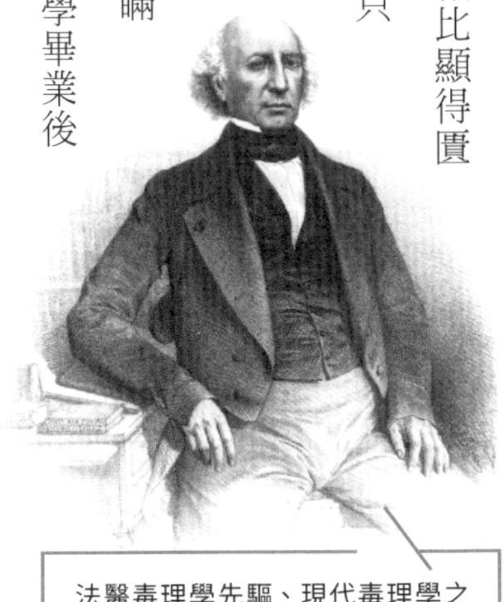

法醫毒理學先驅、現代毒理學之父馬修·奧菲拉

註釋 2 馬許試驗是一種高度靈敏的砷檢測方法，在砷用作毒物時在法醫毒物領域特別有用。它由英國化學家詹姆斯·馬許開發，並於一八三六年首次發表。這種方法在二十世紀七〇年代之前一直用於法醫毒理學，並進行了一些改進。砷以白色三氧化二砷的形式存在，無味，是一種備受青睞的毒物，很容易在食物和飲料中被吸收，在馬許測試出現之前無法在體內進行追蹤。

馬許試驗偵破毒夫案

一八四〇年，法國東北部城市圖勒的一家鑄造廠老闆查爾斯．拉法基懷疑被其妻瑪麗用砷毒害。根據間接證據，她以毒殺家裡老鼠為由，向當地一名化學家購買了三氧化二砷（俗稱砒霜）。此外，據稱瑪麗還在丈夫的飲料中混入白色粉末。儘管當時使用一種類似馬許測試的舊方法檢測出食物中的毒素反應呈現陽性反應，但當拉法基的屍體被挖掘出來並進行測試時，負責此案的化學家並沒有發現砷毒。馬修．奧菲拉是辯方聘用的著名毒理學家，也是馬許測試的公認權威，他檢查了結果並再次進行測試，證明不是馬許試驗給出誤導性結果，而是進行測試的人做錯了。奧菲拉因此利用這一測試來證明拉法基體內存在砷毒。結果，瑪麗因謀殺親夫被判處終身監禁。

拉法基中毒案，是馬許試驗首次公開的運用紀錄，也是第一個被引用的法醫毒理學證據。

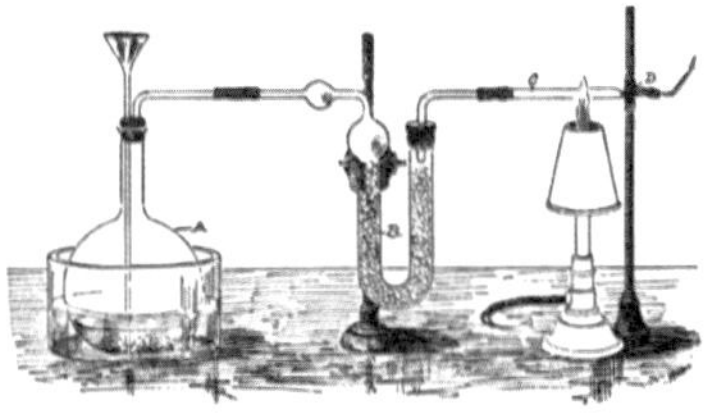

馬許試驗實驗裝置

前往歐洲繼續醫學研究，當時歐洲正致力於在刑事司法系統中使用科學證據，學成歸國的諾里斯將這套方法帶回美國，他認爲死因應該由訓練有素的專業人員來鑑識。

一九一八年，諾里斯被任命爲紐約市第一位官方首席法醫，並邀請毒理學家亞歷山大・蓋特勒共同成立全球第一間法醫毒理學實驗室，該機構被認爲是美國法醫毒理學的發源地。許多隱藏於日常生活中的高劑量致命化學物質，例如氰化物、砷、鉛、一氧化碳、工業酒精、鐳和鉈等的精準化學檢驗技術，都是在這座實驗室所發展出來的。

現代工安和環保意識的建立

這座毒理學實驗室還偵破了多起毒理學相關案件，其中最知名的就是發生在

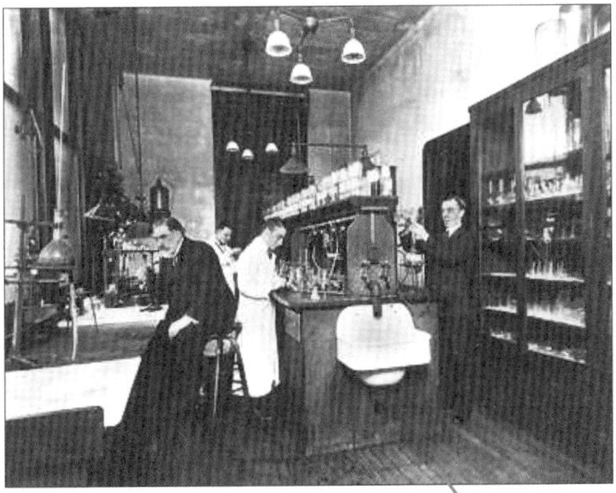

紐約市法醫辦公室的毒理學實驗室，左邊坐著的是查爾斯・諾里斯，最右邊站立者則是亞歷山大・蓋特勒

鐳女郎中毒事件

鐳女郎，是指約在一九一七年，受雇於美國鐳企業、替手錶表面塗上發亮顏料（也就是鐳），最後導致輻射中毒的工廠女工。由於廠方告知這些女工這些顏料無害，因此她們會用舌尖舔拭筆尖，讓畫筆可以更精準地替錶面上色，有些女工為了好玩甚至用這些顏料塗繪指甲、牙齒或臉上，以致吸收過量的鐳而導致生病或死亡。之後，有五位鐳女郎對美國鐳企業提起訴訟，要求對她們造成的職業傷害作出賠償。

這是一百多年前美國著名的重大工安事件，也促使了美國勞動職業安全標準等規範的建立。後也被拍成電影，以及出版書籍。

一九二二年的「鐳女郎」鐳中毒事件。此事件最終促成了美國《勞動法》的制訂，並形成職業病和工傷補償等的具體法律概念。一九四八年，美國成立法醫學科學院，推動法醫科學及其在法律體系中的應用。

同時，隨著十九世紀歐洲工業革命的蓬勃發展，並傳播到北美、東歐、甚至東亞各國，全球工廠如雨後春筍般的出現，依賴人力與手工完成的工作，不僅被大型機械所取代，也充斥了大量化學物質。但當時的工作環境簡陋，以及對化學物質的認知不足而未採取任何防護措施，導致嚴重的急性中毒事件，例如鉛中毒、汞中毒、磷中毒，以及礦工矽肺病、甲醛中毒等屢見不鮮。

許多科學家開始思考這些病症與職業環境可能存在某種關聯，而針對各種職業接觸的化學物質進行大量實驗研究工作。例如，美國工業毒理學奠基者與哈佛大學醫學院首位女性助理教授艾麗斯·漢密爾頓，即注意到環境毒物的暴露問題。

當時她在位於芝加哥市的西北大學女子醫學院任教，並受邀成為芝加哥市睦鄰之家赫爾館的成員，以及定居在此處與社

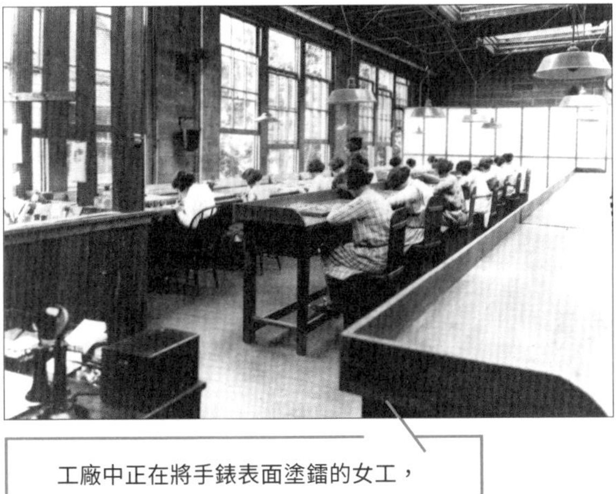

工廠中正在將手錶表面塗鐳的女工，最終導致鐳中毒

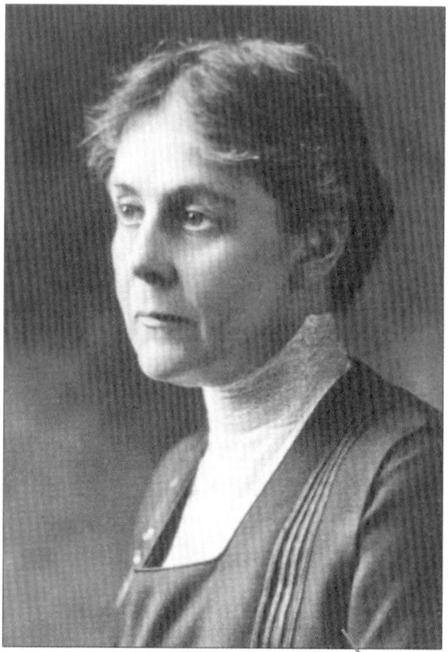

美國工業毒理學奠基者艾麗斯·漢密爾頓

區貧困居民一起生活。也因此，她注意到該地區工人因暴露在一氧化碳、鉛和汞等工業有毒物質中，所遭受的健康危害，而專注在職場安全問題，尤其是職業病以及工業金屬、化合物的危險影響。

事實上，早在一七八八年時，英國醫師波特即已提出皮膚長時間暴露化學物質可能會致癌的論述（他推論煤油燃燒後的產物含有致癌物質引發煙囪工人陰囊癌），是第一位發現職業性癌症可能由環境致癌物引起的科學家。

從工業社會向後工業社會轉型的現代社會，雖然故意投毒的情況已不若中世紀時期般常見，但隨著工業產品、化學物質愈來愈複雜與多樣，其對人體健康、環境與生態所造成的危害，毒理學的研究範疇也從醫學領域擴展到環境科學與生態學。美國生態學家瑞秋．卡森（倡導停止使用殺蟲劑DDT，她在一九六二年出版的《寂靜的春天》一書，揭露了化學汙染對地球生態網絡的衝擊與影響，激發了美國以至全世界的環境保護意識。最終，美國與許多國家陸續禁止在農業中使用DDT；而自二〇〇四年起生效的《斯德哥爾摩公約》（關於持久性有機汙染物的斯德哥爾摩公約）在全球範圍內禁止生產與農業使用，只限定使用在對抗瘧疾。

而重大環境災難的發生，不僅使公眾的環保意識有所提高，

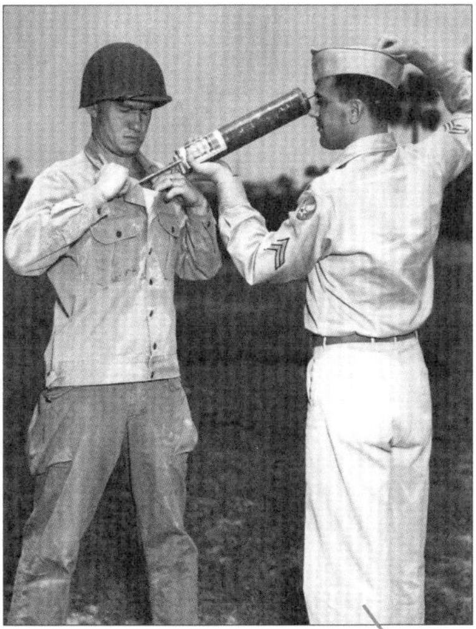

美軍士兵展示 DDT 手動噴灑設備

也促使相關政策制定更完善。例如，一九五〇年代發生在日本的汞中毒水俣病（請參見第60頁）；一九八四年發生在印度、造成三千多人死亡的氰化物中毒博帕爾事件；以及發生在一九八六年的車諾比核災……發生這些重大事件之時，全球仍缺乏化學品的環境標準，這也促使研究學者針對化學品對環境所造成的不良影響進行更多、更深入的研究。同時，事件發生後要求控管化學品汙染的公衆輿論壓力，也讓政府制定諸如環境許可、排放限制和環境品質標準等規範來防治化學品汙染。

毒理學會的成立

因應各種毒物病症的出現，一九四〇年歐洲開始設立特殊毒物病房；美國於一九五三年設立全美第一所毒物控制中心，一九五八年成立美國毒物控制中心協會，一九六一年成立美國毒理學會，繼美國首先成立毒理學會之後，各國也開始陸續成立毒理學會，一九八〇年國際毒理學聯合會在布魯塞爾成立。一九五九年時，美國出版第一份專業性雜誌《毒理學和應用藥理學》，一九七五年路易斯．卡薩瑞特和約翰．道爾主編出版《毒理學：毒物的基本科學》一書，這是第一本現代毒理教科書。

臺灣則是於一九八七年成立臺灣毒物學學會，並於同年加入國際毒理

印度博帕爾工業事故

一九八四年十二月三日凌晨，印度中央邦博帕爾市美國聯合碳化物屬下的聯合碳化物印度有限公司，設於博帕爾貧民窟附近的一所農藥廠發生異氰酸甲酯洩漏事件。官方公布的瞬間死亡人數為二二五九人，當地政府確認與氣體洩漏相關的死亡人數為三七八七人。還有大約八千人在接下來的兩個星期中喪命，另外大約八千人因為氣體洩漏而死亡。根據一份二〇〇六年的官方文件顯示，這次洩漏造成五五八一二五人受傷，包括三八四七八人暫時局部殘疾，以及大約三萬九千人嚴重和永久殘疾。

博帕爾氰化物中毒事件，是世界上最嚴重的工業事故。

學聯合會。

現代毒理學試圖擺脫動物試驗

動物試驗，最早在西元前二世紀和四世紀的希臘文獻即有記載。而過去的「毒理學測試」，也稱爲安全測試，全數爲動物試驗，包含急毒性（呑食、吸入、皮膚）、皮膚刺激性／腐蝕性、眼睛刺激性、皮膚過敏性、基因毒性、基礎毒物動力學、重複劑量毒性（呑食、吸入、皮膚）、生殖／發育毒性、致癌性試驗，通常使用大鼠、小鼠、天竺鼠或白兔；生態毒理試驗涉及動物實驗，則有魚類短期毒性、魚類長期毒性試驗等。

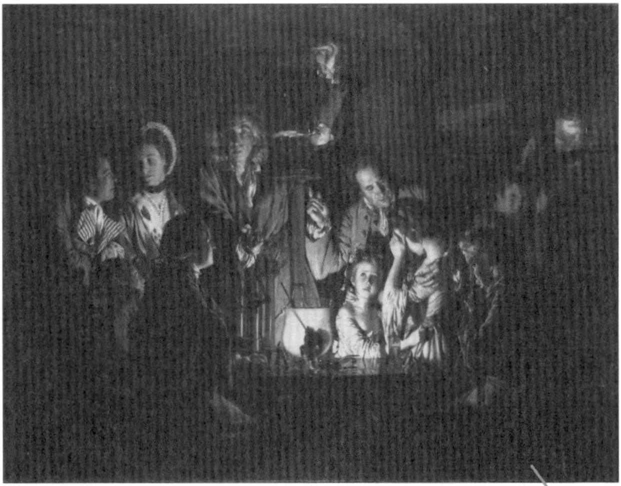

〈將鳥放在氣磊中的實驗〉，德比的喬瑟夫・萊特

毒理學測試用於檢查農藥、藥物、食品添加物、包裝材料和空氣清新劑等成品或其化學成分，大多數的測試內容以測試成分爲主。全球動物試驗的準確數量難以估計，但根據已公開的歐盟資料，光是歐洲地區每年就使用了約一百萬隻動物來進行毒理學測試，而每種化學物質的測試也需要使用到五千隻動物，其中農藥測試則是需要使用到一萬二千隻動物。大多數動物在進行實驗後，都會被安樂死。

在動物身上進行實驗所引發的道德和倫理問題一直備受爭議。現代毒理學試圖擺脫傳統的動物測試方法，大多數科學家和政府都認同，動物試驗應盡可能帶給動物最少的痛苦，並且只應在必要時進行動物試驗，而朝向動物實驗3R原則（替代〔Replacement〕、減量〔Reduction〕、精緻化〔Refinement〕），「優先採用動物實驗替代方案」發展，並且避免重複動物實驗。

從原始的經驗知識到環境保護意識抬頭的毒理學之旅，人類經歷了數千年的進化演變，才逐漸了解毒物的化學原理與生理作用。當然，在這過程中絕不是單一事件、單一個人就能決定一切，其中還經歷無數事件的教訓，以及無數科學家的努力和奉獻。

未來，人類還是會繼續製造新的化學物質，而永續生態管理與環境問題，亦是人類社會所需面對且刻不容緩的議題，因此毒理學將會是日益重要的一門科學。

當我們展望未來，毒理學所面臨挑戰將會是多面向的，包括新型化學品的快速開發、日趨複雜的食品添加原料，以及氣候變遷和全球化貿易。這些快速變動的環境因素將帶來更多未知風險。面對層出不窮的食安事件，這讓民衆對未知物質所帶來的中毒風險感到惴惴不安。尤其臺灣今年所發生的食安事件，如食品違法添加蘇丹紅、寶林茶室集體食物中毒，乃至於「日本小林製藥」紅麴製品汙染事件等，都驗出不應添加或者未知的化學物質，更是令人咋舌。作爲從事毒理學研究多年的學者專家，出版本書的目的除了要鑑古知今外，更重要的是與公衆進行風險溝通，告訴大家如何面對未來可能增加的更多風險，以防民衆因未知而陷入恐慌。

可預知與未知的風險

面對這些危機，我們如何免於恐慌而保持理性去應對呢？首先，我們需要了解風險可以分爲「可預知」、「未知」兩種類型。可預知的風險，如過去試驗中確認的有毒物質，已經有明確的法規禁止其添加，並有相應的毒性特徵研究。這使得我們可以透過規範和檢驗，有效避免已知的危害。

至於未知風險，則是指我們無法事先預測的事件。在這種情況下，我們只能從生活經驗中逐步累積知識。在食品領域中，如果要以科學方式逐一檢驗每一種可能有害物質，其成本效益是非常低的。因此，我們應該將相關的數據資料庫納入毒理檢驗體系中，並配合精實的臨床訓練和AI科技的導入應用；當面對如寶林茶室中毒事件般的未知食品風險時，結合兩者便能讓醫護人員快速精準地鑑定問題根源，這樣的做法可以大大提高應對危機的效率和準確性。

培養面對新興或未知物質威脅的應對能力

知識的積累是一個緩慢而艱辛的過程，Steven Gilbert 博士透過無私的奉獻，將其著作 *A Small Dose of Toxicology* 上傳至網站供民眾自由下載、瀏覽，將毒理學的知識普及給大眾。他的努力象徵著科學共享的精神，不僅提高了社會大眾對毒理學的認識，也強化了社會對新興或未知物質威脅的應對能力。

在面臨食品安全的諸多挑戰當前，我們需要的不是恐慌，而是積極建構防護網。透過教育、法規、科研及科技的結合，我們不僅爲了當下，也爲下一代建立一個更安全的飲食環境。在瞬息萬變的時代中，我們應當鼓勵創新思維，不斷更新我們的知識庫，從每一次的事件中汲取教訓，以便更好地面對未來可能出現的未知風險。

農民曆「食物相剋中毒圖解」釋疑

臺灣早期是典型的農業經濟社會，看天吃飯、順應節氣與當令物產生活，是當時人的日常，也因此「農民曆」就成了家家必備的生活指南，幾乎每戶人家都會擁有一冊。二十四節氣日期表、每日吉凶宜忌與生肖運程等，是農民曆的主要內容，但更特別的是在封底還附有一份「食物相剋中毒圖解」。

食物相剋中毒圖解，顧名思義就是以圖解方式告訴民眾，哪兩種食物混吃可能會中毒、會出現什麼樣的症狀，需要用哪樣東西來解毒。它也提供了急性中毒時的急救方法。

這份食物相剋中毒圖解除了印在農民曆上，也被印在日治時期出現的「寄藥包」袋子上。「寄藥包」是從日治時期開始的一種先用藥後付款的成藥藥品寄售方式，在四、五〇年代的臺灣農業社會相當盛行，尤其醫療系統達不到的地方，例如山區、海邊等窮鄉僻壤和偏遠郊外地區更是需要。藥袋上的圖解，不僅成了各藥廠對民眾維護自身健康的最佳廣告宣傳，也成了早期醫藥不發達民眾食物中毒的自救小百科。

當時的日本人曾對此做過實驗，最後證明多是因衛生條件不佳保存不當及料理方式錯誤所致。而以現代醫學角度來看，這些食物組合對人體所造成的影響，多半是消化不良、腹痛或腹瀉。

以圖解上的幾種常見中毒組合，就現代學理來釋疑：

毛蟹＋柑橘、柿子

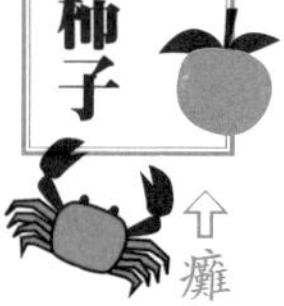

⇧癱軟、痢

因爲柿子、柑橘類水果富含單寧酸，會與螃蟹中的蛋白質作用而凝固，在胃部形成不易消化的塊狀物，導致腹痛、腸胃不適。學理上單寧酸容易與蛋白質結合成「鞣酸蛋白」而凝固成塊，同時食用可能因相互影響，導致消化不易、腸胃不適等情形，但不是食物中毒。

菠菜＋牛乳、豆腐

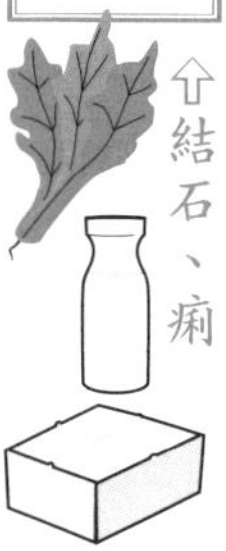

⇧結石、痢

網路謠傳菠菜中的草酸會與牛奶或豆腐中的鈣質結合生成草酸鈣，造成腎結石；但體內形成的草酸鈣會隨糞便排出，不會經由腸胃道吸收，因此不會有結石問題。

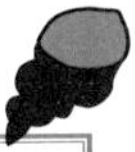

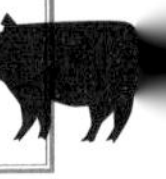

田螺＋麵、蛤、豬肉

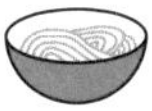

⇧腹痛、嘔吐、掉眉毛

若水產品保存不當，就容易有細菌滋生的問題而造成腹瀉；而且螺肉性寒，食用過多同樣可能造成體質虛寒者腹瀉。掉眉毛則是毫無根據。

蝦、蟹、魚＋金瓜

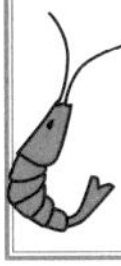

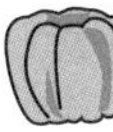

⇧痢、毒

併用產生毒，無學理根據，之所以造成腹瀉主要是水產品保存不當引起的細菌孳生所致，以及食材不新鮮引起過敏。

蝦、蟹＋檸檬

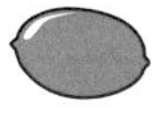

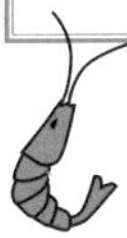

⇧砒霜、毒

另一個版本是蝦＋橙汁＝自殺，謠傳蝦子裡的砷加上檸檬的維生素C，砷會從五價變成三價（即三氧化二砷，俗稱砒霜）。在學理上，純化的維生素C與五價砷，如在實驗室環境加以化學催化作用，或許是有可能變成砒霜。但像螃蟹、蝦等海鮮雖含有砷，但九成以上爲有機砷，且有機砷可以很快排出體外，幾乎沒有毒性。同時，即使併用這些食物，其分別所含的維生素C與五價砷不僅含量低，也沒有化學催化劑及適當的反應條件，不用擔心會中毒。

而食物相剋中毒圖解所提供的急救方法，以催吐為主：「蕃薯粉，或生蕃薯搗汁亦可和黑糖沖水飲下以分化毒素。用指頭搵花生油攪咽喉，使胃內之毒素吐出，該方法數回不拘全部吐出爲止，不可過於嘔吐。」但要注意的是，不是所有誤食或中毒情況都適合以催吐來排除毒物，不當的催吐反而可能造成食道管、咽喉發炎，甚至造成食道胃出血、食道裂傷及吸入性肺炎等傷害。同時，催吐除了吐出食物，水分、胃酸等液體也會一起排出，會使電解質（鉀離子、鈉離子）失衡，而造成血壓變化、心律不整。

就學理上的釋疑可知，圖解上的食物相剋可能多是單一食物所致，例如海鮮類腐壞、沒煮熟所導致的感染問題，或花生產生黃麴毒素而導致的中毒，並不是因為兩者同時食用相剋產生毒素所致。而且任何食物食用過量，都會引起消化道問題導致身體不適。

這份「食物相剋中毒圖解」就現代醫學來看或許是無稽之談，但若考量當時的時空背景、醫療條件、環境衛生、民眾的醫藥知識，這也可說是當時人的醫藥經驗傳承，是理解舊時庶民生活的參考資料之一。

無毒生活是幻想

「魚兒自殺，貝類絕食！」人類歷史上的毒物災難

生活中的有毒物質無所不在，面對這些危機，恐慌解決不了問題，需要的是對新興或未知物質威脅的應對能力。

不可逆的汞中毒
水俁病

主要暴露源
吃魚，尤其是大型深海魚

水俁灣，這個位於日本熊本縣九州島西海岸的美麗海灣，曾經是漁民的天堂，魚蝦滿倉。一九五〇年代初期，這片生機勃勃的海灣突然間陷入了一連串詭譎的生態災難：魚兒們紛紛「自殺」，貝類開始集體「絕食」，連空中飛翔的小鳥都像喝醉了酒一樣紛紛墜落。不僅如此，連貓咪都加入了這場混亂，牠們竟然開始了一支奇異的「貓舞」，有的甚至直接跳進海裡，自尋短見。

一九五六年，人類首次成爲這場災難的受害者。一名來自入江村的小女孩出現了謎一般的症狀：語言不清、步伐踉蹌、面無表情、手腳扭曲。隨著病情的迅速惡化，她不久便失去了視力，全身抽搐，最終命喪黃泉。就在她離世後不久，她的妹妹也展現了相同的致命症狀。隨後，這場疾病如同噩夢般在村民中蔓延開來，人們紛紛陷入了無法言喻的恐慌和苦痛之中。

當時的醫學界對於這種疾病束手無策，認為這是什麼怪病、傳染病，但後來發現這竟然是重金屬中毒，確切地說，是有機汞中毒。

水俁病不是天災，是人禍

到了一九五九年，事情終於有了眉目。調查團隊發現，水俁灣附近的

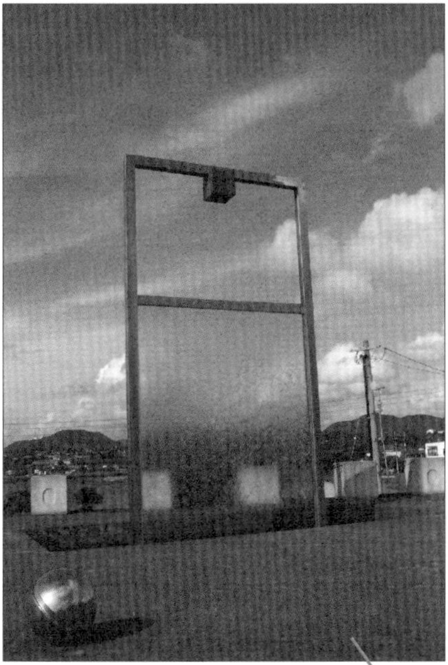

水俁市立水俁病資料館前的紀念雕塑

魚貝類體內含有超標的有機水銀化合物，眞相開始浮出水面。一九六三年，熊本大學研究所發表了研究報告，指出水俣病的眞凶竟然是一家叫「新日本窒素肥料」的公司，他們長期將含水銀的廢水直排大海，最終導致了這場慘劇。

當然了，水俣病不僅僅發生在水俣，一九六六年新潟也爆發了水俣病，人們終於意識到這是一場工業災難，而不是什麼傳染病或遺傳病。

最終，受害者人數高達一萬二千人，其中約一千二百人死亡。水俣灣也直到一九九七年才恢復正常。

★★★

由於前述日本九州水俣市的大規模汞中毒事件，聯合國於二〇一三年公布具約束力的全球性汞要求，並命名爲《汞水俣公約》。

《汞水俣公約》除了要求改進採礦產業、汞廢棄物的安全儲放、逸散空氣與水源的監測等部分，更致力減少一般人容易接觸到的含汞製品，如

水俣病症狀

甲基汞會損傷腦細胞與神經，其引發症狀包括手腳麻痺、四肢動作不協調、痙攣、眼球無法正常轉動、視野變狹窄，以及有語言障礙、耳朵聽不清、平衡功能受損等。一旦成為重症患者，極有可能產生發狂現象或是意識陷入昏迷，甚至死亡。輕度患者，則有諸如頭痛或容易疲倦、嗅覺或味覺喪失等症狀，對日常生活造成許多不便。更可怕的是，甲基汞還會經由孕婦傳染給胎兒，讓新生兒天生發展遲緩、終身殘疾。

水俣病無法治癒，只能在初期利用藥物等促進體內的甲基汞排出，以及透過對症治療來緩解病情。

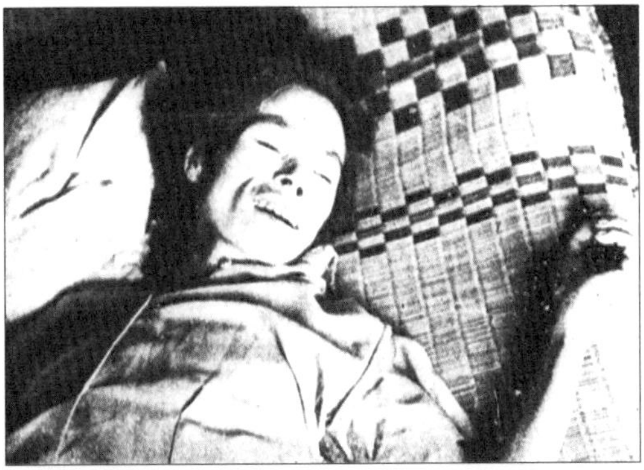

水銀溫度計、燈管、顏料、化妝品、殺蟲劑與電池等，甚至早期臺灣居家治療傷口常見的「紅藥水」(註3)，都在二〇二〇年禁止生產與進出口。此外，也要求締約國必須使用最佳可用技術以減少汞汙染的排放，例如燃煤電廠造成的空氣汙染。

除了產業製程會使用到汞，事實上汞也以各種形態存在於我們的日常生活中，因此對於汞有些基本認識，能保護我們預防一些汞的危害。

什麼是汞？

汞，即水銀，金屬元素之一，在常溫下呈銀白色液態，可用來製作鏡子、溫度計、血壓計、水銀燈等，或用於工業、醫藥方面。但也因為毒性極強，被世界衛生組織列為十大危害人體健康的化學物質之一。

汞有三種形態：元素汞、有機汞和無機汞，在特定條件下，不同形態的汞可以互相轉化，微生物尤其是水生系統的微生物，可把無機汞轉化為甲基汞。甲基汞的毒性最強，且具有生物累積性。

註釋3 紅藥水又稱紅汞水，曾經廣泛使用於皮膚局部創傷，但由於抑菌效果不佳，易殘留紅色色素，更因含汞成分而有安全疑慮，目前已被禁用。

汞從哪裡來？

汞廣泛存在於環境中，無所不在，它會釋放到大氣、土壤、河川與海洋之中。而以汞爲原料的工業所產生的含汞廢水、廢氣、廢渣，汙染大氣、水體，使我們幾乎是隨時暴露在汞中。其他像是使用含汞劑的銀粉補牙、傳統中藥和化妝品，也都可接觸到汞。不過，最主要的攝入來源是吃魚，尤其大型深海魚，如鮪魚、旗魚、劍魚、鯊魚、鮭魚，正是甲基汞主要來源。因爲愈大型的生物愈需要食用大量食物，進而導致大型生物體內堆積了大量的甲基汞。這種環境中的毒性物質藉由生物系統食物鏈的循環反應，使其濃度在生物體內形成逐漸累積的效應，稱爲生物濃縮作用。

汞對人體的健康危害

汞中毒會損傷腦部、神經系統、心血管、消化器官與免疫系統等。汞與體內蛋白結合後具有抗原性，會引起過敏反應，導致腎臟與肺臟功能衰竭，更甚者會讓人失去性命。長期食入低劑量無機汞會造成慢性間質性腎

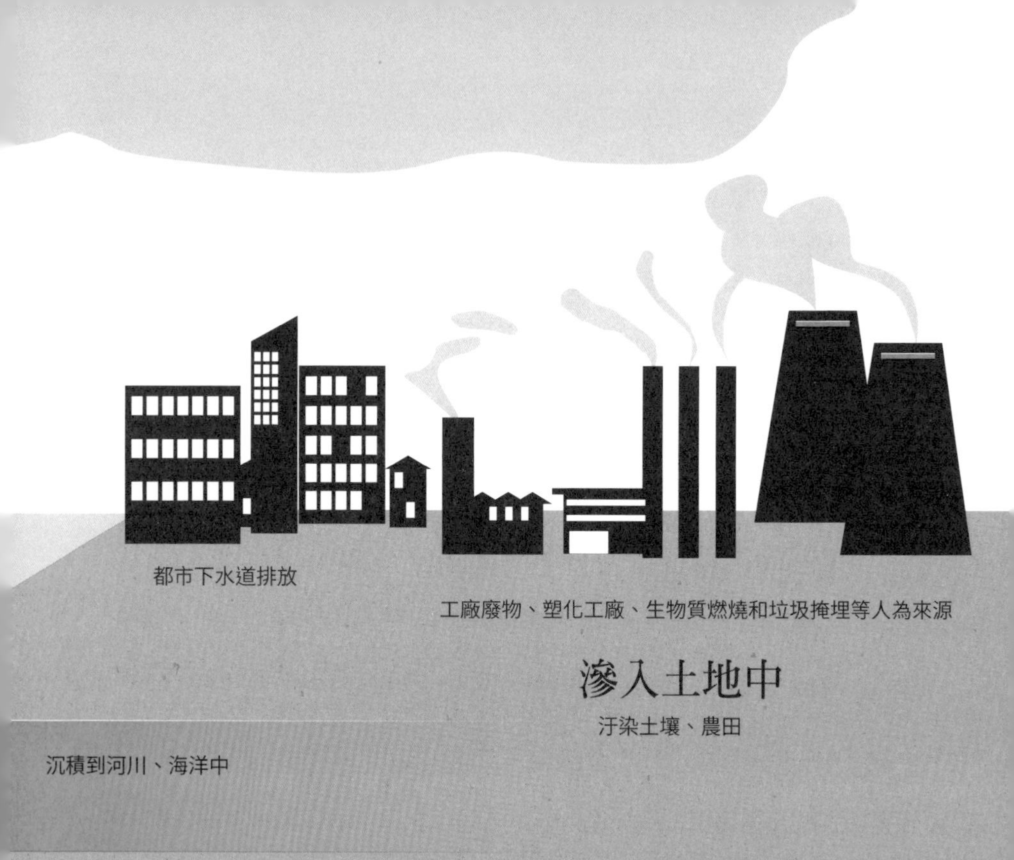
都市下水道排放
工廠廢物、塑化工廠、生物質燃燒和垃圾掩埋等人為來源
滲入土地中
汙染土壤、農田
沉積到河川、海洋中

甲基汞含量隨著食物鏈不斷增加

地殼內的汞透過火山爆發、自然侵蝕、採礦活動等進入環境、河流和海洋中，以及工業廢物、都市下水道、垃圾掩埋等進一步的汞汙染。水中的微生物作用把無機汞轉化為甲基汞，然後魚類吃下這些微生物在體內積聚甲基汞，接著大魚再吃小魚，讓甲基汞含量沿著食物鏈不斷增加，最終進入人類體內。

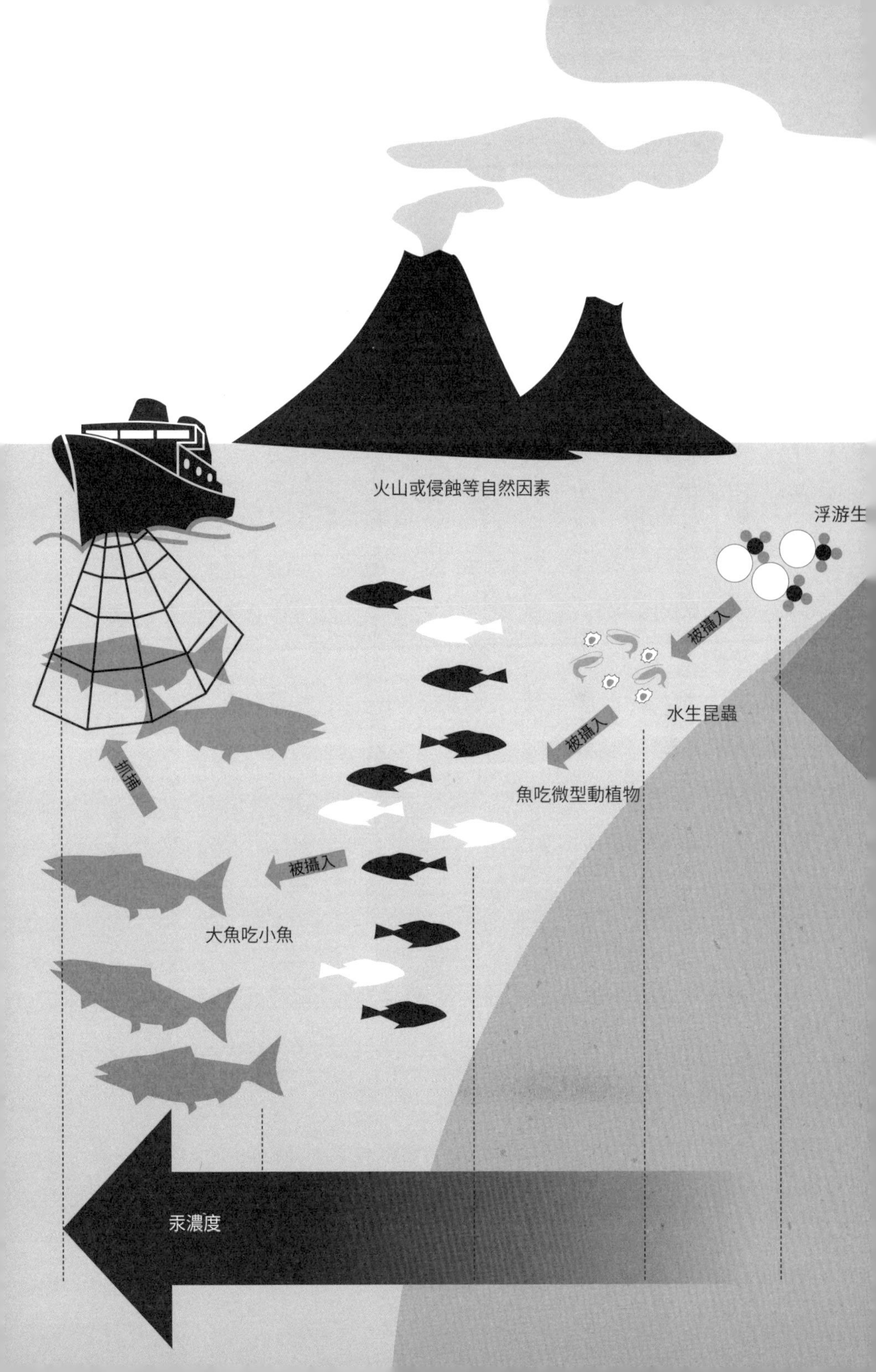

火山或侵蝕等自然因素
浮游生
被攝入
水生昆蟲
被攝入
魚吃微型動植物
抓捕
被攝入
大魚吃小魚
汞濃度

炎，進而導致尿毒症。汞也會對胎兒與發展早期的嬰兒，造成重大的危害。

金屬汞能通過血腦屏障進入腦部，尤以小腦儲存汞最多。但無機汞以損害肝、腎爲主，而甲基汞則主要損害神經系統，造成不可逆的損傷。

汞中毒症狀

◆**急性汞中毒：**在工業或職業環境中，因意外事故或不當操作，短時間內暴露於高濃度的汞，如汞蒸氣，可能引起急性汞中毒。在數小時內出現虛弱無力、噁心、嘔吐、發冷、流口水、腹瀉、胸悶、咳嗽等症狀。如果暴露時間延長，則會導致間質性肺炎，損害肺功能。

◆**慢性長期汞中毒：**會造成四肢不自主抖動及行爲人格上的改變，像是易怒、激動、善忘、退縮、沮喪、不穩定及混亂等症狀。這種形式的中毒可能逐漸發展，對患者的生活品質產生負面影響。

◆**甲基汞中毒：**甲基汞由腸胃道吸收後，其高度脂溶性使其易於穿過生物屏障，如血腦屏障，進入大腦，對中樞神經系統造成損傷。其

汞對人體健康的危害

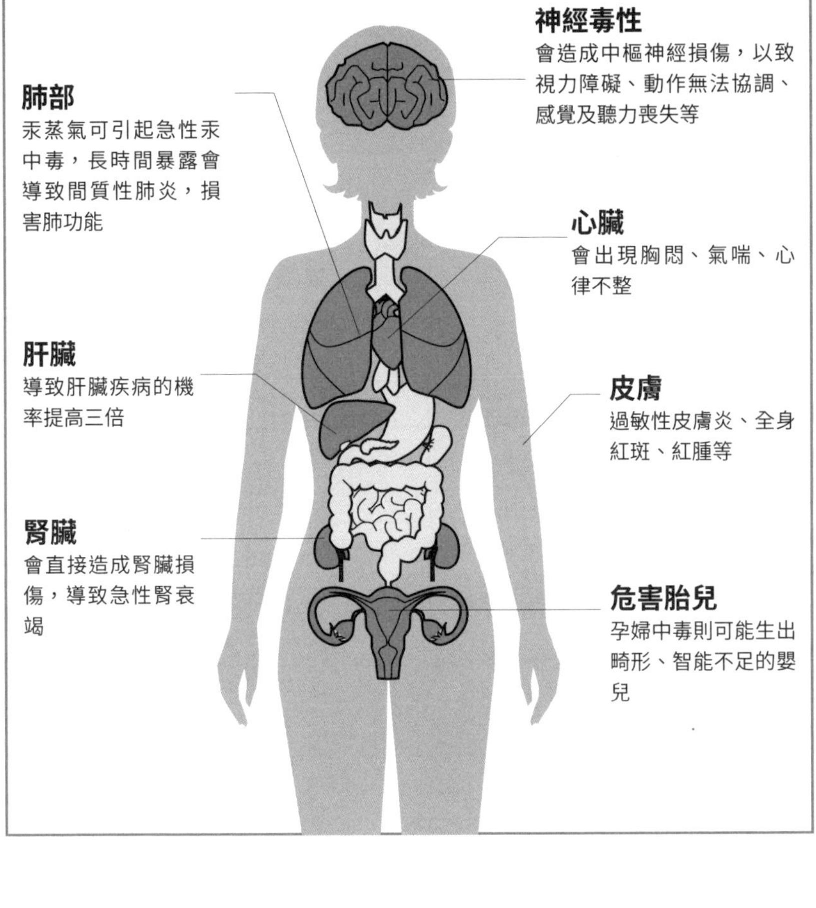
神經毒性
會造成中樞神經損傷，以致視力障礙、動作無法協調、感覺及聽力喪失等
肺部
汞蒸氣可引起急性汞中毒，長時間暴露會導致間質性肺炎，損害肺功能
心臟
會出現胸悶、氣喘、心律不整
肝臟
導致肝臟疾病的機率提高三倍
皮膚
過敏性皮膚炎、全身紅斑、紅腫等
腎臟
會直接造成腎臟損傷，導致急性腎衰竭
危害胎兒
孕婦中毒則可能生出畸形、智能不足的嬰兒

中毒症狀包含：視力障礙、動作無法協調、感覺及聽力喪失、無力、關節痛，智能低下，以及不自主抖動。嚴重者可全身癱瘓以至死亡，中毒孕婦會生出畸形且智能不足的嬰兒。

◆**無機汞食入中毒：**大量攝入無機汞會破壞腸胃道黏膜而引起大量出血，病人因此休克。此外，無機汞也會直接造成腎臟損傷，導致急性腎衰竭，少數會導致死亡。

▼如何預防汞汙染

汞汙染為全球性的議題，但我們可以透過一些預防措施來減少暴露和汙染的風險，例如：

◆保持均衡飲食，不要偏食，攝取各種食物類型有助於減少特定汞來源的暴露。

◆魚類含有多種人體所需營養素，例如 Omega-3 和優質蛋白質，可適量食用多種魚類，有助於分散汞暴露的風險。

◆易感族群：孕婦、備孕婦女和幼童對於汞中毒的風險更高，因此應減少大型魚類的攝取。

◆選擇具有生產履歷或信譽良好業者所販售的產品，以確保其符合相關安全標準。

◆補牙改用樹脂等其他不含汞替代品以取代銀粉（含汞）的使用。

◆不購買來路不明、標示不清的美白化妝品。

◆選購符合CNS國家標準或具有環保標章的含汞商品（如燈泡、燈管、電池等）。

◆選購品質優良的LED燈，代替含汞的日光燈。

防汞中毒營養素

◆**蛋白質：**含硫氨基酸的蛋白質，能與汞結合成為穩定的化合物，發揮解毒作用。富含蛋白質的食物有很多，可分為植物性蛋白質和動物性蛋白質，其中以肉類、海鮮等蛋白質的含量較高。

◆**硒**：在體內能對抗無機汞和有機汞的毒性，減輕汞中毒的症狀。硒是微量元素，身體所需的量不多，基本上從日常飲食就能攝取到充足的硒，不需要額外補充，攝取過量的硒反而可能對身體造成危害。

◆**鋅**：能誘導出金屬硫蛋白與汞結合，有解毒、防止汞中毒的作用。身體無法製造與儲存鋅，所以每天都需要從食物中攝取或額外補充，肉類、魚類和海鮮是鋅含量豐富的食物來源。

◆**維生素A**：能抑制有機汞對小腦及神經纖維組織的毒性作用。富含維生素A的食物有兩大類：動物性來源，例如魚肝油、肝臟類食物；植物性來源，例如深綠色及深黃色蔬菜水果。

◆**胡蘿蔔**：含有大量的果膠物質，這種物質能與汞結合，降低體內汞的濃度，是有效的解毒食物。

◆**維生素E**：對甲基汞毒性有防禦作用，能拮抗甲基汞和乙基汞的毒性。維生素E是一種常見的營養素，存在於很多食物中，堅果類、油類及深綠色蔬菜都是極佳的食物來源

健康檢測與醫療

急性汞中毒，可根據接觸史與臨床表現診斷。而慢性汞中毒的診斷，需根據職業史和臨床出現口腔炎、肌肉震顫、精神改變，才可診斷。

汞可由腎臟、肝臟（隨膽汁排入腸道）、腸黏膜、汗腺、唾液腺、乳腺及頭髮排出，但主要還是隨尿液及糞便排出。無機汞主要從腎臟排出，而甲基汞則主要從腸道排出。甲基汞比無機汞從體內排出要緩慢得多，所以其

尿汞與髮汞的暴露指標

尿汞正常值為 0.25μmol/L，超過時表示體內有汞蓄積。頭髮中的汞含量能反應體內過去的汞負荷。美國環保署設定汞在頭髮中的參考劑量為 1 mg/kg，用來評估人類汞的暴露，世界衛生組織（WHO）在一九九〇年表示若頭髮中汞含量超過 50 mg/kg，會明顯出現神經學上的障礙。正常人的髮汞值會因地區和飲食習慣而異，而無症狀的最高限量為 50-200μg/g。髮汞值與血汞值成直線相關，髮汞為 50μg/g 時，相當於血汞 200μg/L。

蓄積性更大。

要特別注意的是，孕婦和正值生育年齡婦女的甲基汞攝入量，不要超出暫定每週可容忍攝入量。同時，甲基汞需要一段較長時間才可排出體外，所以備孕的婦女應在懷孕前至少半年之前，開始避免食用汞含量較高的魚類。

汞中毒的治療以 BAL, DMSA, Penicillamine 結合劑治療爲主。急性大量無機汞中毒時，血液透析可能有所幫助。甲機汞中毒則沒有特殊解毒劑，可服用樹脂（Polythiol resin）在腸內結合甲基汞，阻斷腸肝循環再吸收來緩解病情。

毒理專家怎麼做？

Q 身為毒理專家平時吃魚嗎？會選擇什麼魚類？在料理大型深海魚類，比如鮭魚、鮪魚等，可以在烹調時加什麼來中和其存在的汞嗎？經過處理的鮪魚罐頭的含汞量會比較少嗎？

A

魚類和其他水產品是優質蛋白質、Omega-3脂肪酸、維生素D，以及其他重要營養素的重要來源。因此，要完全避免食用水產類是非必要，也不實際的選擇。

要減少重金屬汞的攝入，最關鍵的是選擇來源，而不是烹調方法。一般來說，小型魚類如沙丁魚、鯷魚和鯡魚等累積的重金屬和戴奧辛含量較低，因此是較安全的選擇。這些魚類同時也是Omega-3脂肪酸的良好來源。對於受大眾喜愛的鮭魚、鮪魚等大型深海魚類，雖然牠們因食物鏈中的位置較高，而可能累積較多的汞，但適量食用仍然可以作為均衡飲食的一部分。

攝取富含果膠、膠質的食物，例如南瓜、木耳、火龍果，有助於清除體內重金屬。攝取含有金屬硫蛋白的食物，例如綠藻，其結構中的硫醇基能夠與重金屬汞結合，並由糞便或是尿液排出體外。

在鮪魚罐頭方面，國產的鮪魚罐頭大部分使用正鰹製成，因體型較小，相對汞含量極低。

戴奧辛

無孔不入的世紀之毒

主要暴露源
受戴奧辛汙染的肉類、乳品、蛋和魚類

臺南中石化安順廠戴奧辛汙染事件

「早期屬於國營事業的臺鹼安順廠於生產鹼氯過程中產生汞，透過汙泥及廢水排放，導致附近水域有汞汙染，而製造農藥所需的五氯酚鈉時會產生戴奧辛。而當時身爲國營事業主管機關的經濟部，未依法善盡管理之責，臺鹼安順廠自己也怠於注意，七十二年四月間經濟部下令將臺鹼安順廠由中石化公司合併後，中石化公司也是消極不作爲，導致廠區存放的五氯酚鈉無人聞問，長期受到雨水沖刷，而使廠區之土壤及地下水遭到五氯酚及戴奧辛汙染，造成附近地區包括鹿耳、顯宮和四草水域農田戴奧辛等含量超標，戴奧辛濃度最高達 64100,000ng-ITEQ/kg，爲管制標準之六萬四千一百倍，受害民眾也因長期食用在當地捕撈的魚蝦貝類等食物，致罹患糖尿病、癌症比例甚高。

被害居民從九十六年間委託律師協助，在九十七年六月二十四日起訴，一〇四年十二月七日臺南地院宣判，判決被告中石化公司、經濟部應賠償一億六八一七萬，一〇六年八月十一日臺南高分院宣判，判決中石化公司應賠償金額一億九一五八萬元，但是經濟部則不用負國家賠償責任。

訴訟期間被害居民跟遺眷百般煎熬，身心俱疲，有六十二名受害民眾飽受癌症、糖尿病等病痛折磨而逝去，由繼承人來承受訴訟，所以原告人數由二一三人變成超過四一七人。而最高法院在一〇七年九月二十八日進行言詞辯論，在今天宣判，對於第二審判決命中石化公司增加給付醫療費用部分廢棄發回外，其餘駁回中石化公司及居民上訴，中石化公司要賠償居民約一億七千萬餘元，但也駁回被害居民的上訴，維持臺南高分院認定，經濟部仍然不用負國家賠償責任……」

這是臺灣史上最嚴重的戴奧辛汙染案例，也是首宗關於戴奧辛汙染的國家賠償案件，被稱爲「中石化戴奧辛汙染事件」。二〇一八年十一月二十八日，最高法院對於此案做出了定論，確立了受害居民求償的合法性。受害居民律師團在當天發布了一份新聞稿，名爲〈遲到的正義，哭泣的土地〉，公開了司法的決定和受汙染土地的深重痛苦。

中石化安順廠，位於臺南安南區，原爲日治時期的鐘淵曹達工業株式會社臺南工場，該廠主要生產固鹼、鹽酸和液氯，並曾是日本海軍的毒氣製造工廠。第二次世界大戰後，此廠被臺鹼公司接收並改名爲安順廠，進而開始生產五氯酚，一種除草劑原料。一九六〇年代，安順廠成爲東亞最大的五氯酚生產廠。然而，隨著環境汙染問題的惡化，一九七八年停產五氯酚，並於一九八二年停工，後來與民營化的中國石油化學公司（中石化公司）合併，改名爲中石化安順廠。

五氯酚的生產過程中產生的汞和戴奧辛、呋喃等有害物質，長期被排放至鹿耳門溪或不當地棄置。即使在工廠關閉後，仍有大量的五氯酚原料存放於廠區內，由於長期暴露在環境中，這些毒物逐漸滲入空氣、土壤與地下水中。儘管早在安順廠生產五氯酚的高峰期，工廠的環境汙染和員工健康問題就已引起關注，但直到一九九五年才有科學證據顯示附近海水中的魚類含有高量的戴奧辛。後續的研究亦顯示，當地居民的血液中戴奧辛濃度異常，且與消費池塘魚蝦有關。儘管如此，相關問題在長時間內都未得到適當的處理。

直到二〇〇二年，臺南市一名社區研究員透過媒體揭露了這一問題，引發了社會關注和政府的調查。後來，受害居民成立了「安順戴奧辛受害居民自救會」，並於二〇〇四年對中石化公司提起民事訴訟，要求賠償。在長達十四年的法律爭議後，最高法院終於作出了有利於受害居民的判決，賦予他們法律上的權利和經濟賠償。

此事件凸顯了工業汙染的長期影響，以及追求正義和環境恢復的艱辛。這也是臺灣法律史上的一個轉捩點，它不僅證明了在環境司法中公民權利的重要性，而且對未來類似案件的法律爭議設立了重要的先例。

國外戴奧辛毒害著名歷史案例

塞維索化工廠外洩事故

一九七六年，義大利塞維索一間化工廠的2,4,5-三氯酚反應器因為冷卻水不足，導致溫度失控升溫至攝氏340℃，造成大量戴奧辛外洩。受毒害的居民最初是吸入刺鼻氣味和眼睛發炎，意外事件發生後幾天，農作物開始出現化學性損害，小型動物和鳥類突然死亡、皮膚灼傷。居民也陸續發生各種病變，確定且明顯的不良健康影響是氯痤瘡。當地市長也下令居民禁止食用和接觸遭受汙染地區的水果和蔬菜。

該事件不僅是被研究得最詳盡的戴奧辛汙染事件，也促進歐盟通

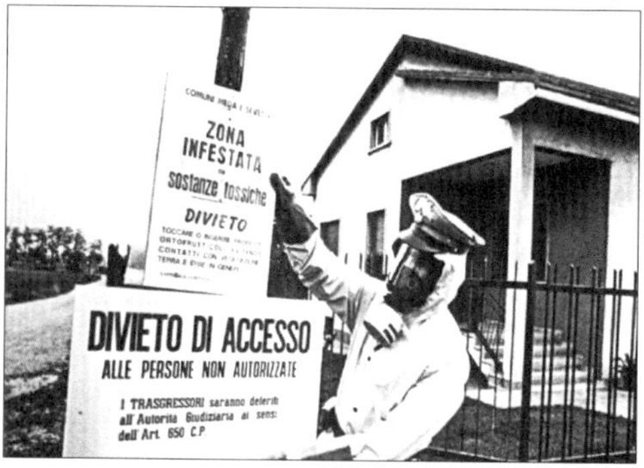
ZONA
INFESTATA
sostanze tossiche
DIVIETO
DIVIETO DI ACCESSO
ALLE PERSONE NON AUTORIZZATE
I TRASGRESSORI saranno deferiti
all'Autorità Giudiziaria ai sensi
dell'Art. 650 C.P.

身穿生化防護服的義大利警察張貼警告存有有毒化學物質的警示牌

過了《控制危險物質重大事故指令》（SevesoⅡ 指令），制定工業安全規範。日本亦曾將此事件改編成動畫《賽貝索偵查隊》。

馬來亞緊急狀態

二戰時期，美軍與英軍開始研發如何將除草劑運用在軍事上，希望以空中噴灑藥劑的方式破壞敵方的食物供應，以及讓游擊隊在叢林中無所遁形。

一九四八年至一九六〇年間的「馬來亞緊急狀態」（一九四八年馬共暴動，英殖民政府宣布全馬來亞進入緊急狀態），英國軍方率先運用此種新的作戰概念，在馬來半島大量噴灑 2-4-D 和 2-4-5-T 除草劑，除了摧毀馬共的作物，也迫使馬共游擊隊在叢林中失去植物掩護而暴露行蹤。

由於英軍的試驗成效良好，隨後美軍便將這套戰術運用在越戰上。

越戰橙劑

一九六二至一九七一年越戰期間，美軍在南越政府的要求下啟動「牧場助手行動」，也就是除草作戰計畫，以暴露出藏匿在叢林中北越軍隊的行跡，噴灑了逾八千萬公升的橙劑（由2,4-D和2,4,5-T兩種除草劑等比例混合而成）。雖然重擊了敵人，但越南平民也深受其害，這些劇毒物質影響了超過三百萬名越南人，出現各種身心疾病、癌症，甚至生下出現四肢變形、身體扭曲、頭部異常腫大等的畸形兒。

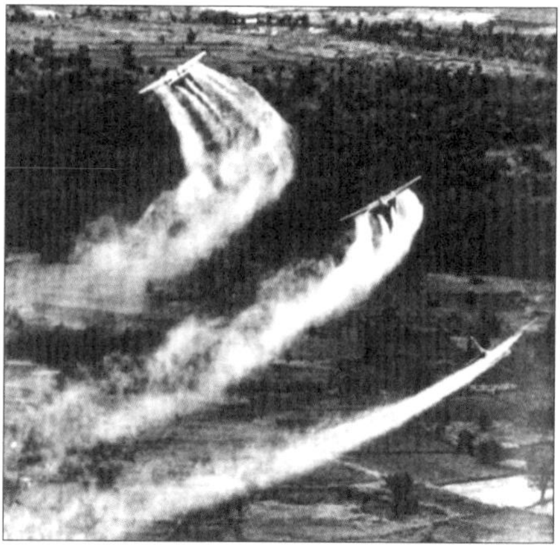

美軍在越戰中進行「牧場助手行動」除草作戰計畫噴灑橙劑

不僅如此，當時參與越戰的美軍，至今也仍有不少退伍軍人被驗出體內積存過量的戴奧辛。在越戰結束超過四十年後，美國政府開始撥款展開越南除毒計畫。

前烏克蘭總統尤申科中毒事件

二〇〇四年九月烏克蘭總統競選期間，候選人尤申科因身體不適送醫，體內被驗出有高濃度的四氯聯苯戴奧辛（2,3,7,8-TCDD），之後被證實是人為下毒。尤申科因戴奧辛中毒，而出現憂鬱症與典型症狀氯痤瘡，經過治療後逐漸恢復健康。

這是首宗人體攝取大量戴奧辛急性中毒的案例，也是戴奧辛首次被用於暗殺。美國也曾製作了一部《橙色冬天》紀錄片，提到關於烏克蘭前總統維克托・尤申科中毒事件。

在我們的環境中，存有一些類似身體內荷爾蒙作用的人造化學物質，這些物質可模擬體內的天然荷爾蒙，進而影響人體內的生理調節機能。它可能會改變人體內的免疫系統、神經系統與內分泌系統的正常運作，而對人體的健康造成危害。這些物質統稱爲內分泌干擾素，也就是大家更熟知的「環境荷爾蒙」。

目前已知的環境荷爾蒙至少有七十種，其中我們最常聽見，也最爲熟悉的環境荷爾蒙，就是因難以分解且全球公認爲一級致癌物質，而被稱爲世紀之毒的「戴奧辛」。

說到戴奧辛，二〇一七年彰化地區蛋雞場的雞蛋被檢驗出戴奧辛含量超標所引發的戴奧辛雞蛋風暴，大家應該還記憶猶新。當時不僅引起消費者食安恐慌，更導致蛋價大幅下跌！但這並非單一戴奧辛汙染事件，在此前即已發生過一九八三年的臺南市灣裡廢五金露天燃燒，一九九九年的臺北木柵焚化爐戴奧辛超標、臺南中石化安順廠戴奧辛汙染，二〇〇五年的彰化線西鄉戴奧辛鴨蛋，二〇〇六年的戴奧辛羊，以及二〇〇九年的高雄大寮戴奧辛鴨等事件。顯見，雖然戴奧辛已被列入環境檢測項目及蛋品檢測內容，戴奧辛汙染仍是持續中的環境汙染問題。

什麼是戴奧辛及來源？

戴奧辛，不是單一物質，而是一種統稱，泛指結構、化學、物理性質相似的多氯芳香烴有機化合物，包括七十五種多氯二聯苯戴奧辛，以及一百三十五種多氯二聯苯呋喃。在這二百一十種戴奧辛中，只有十七種帶有氯原子的戴奧辛被認為對生物體有潛在危害，其中毒性最大的是四氯聯苯戴奧辛（2,3,7,8-TCDD），由於其急毒性高且在環境中難以分解，加上戴奧辛為脂溶性物質，一旦經人體攝入易累積於脂肪中，並需極長時間才能排出體外，所以被稱為世紀之毒。

戴奧辛在室溫下是無色的結晶體，熔點可達攝氏三〇五度，可見它的化學物質非常安定，不易熱解，要超過七百度以上才能把它分解。戴奧辛並非人類刻意製造出來的化學物質，而是來自於垃圾焚化、火災等熱反應，以及各種工業過程，例如煉鋼、金屬冶煉、製造殺蟲劑等，所產生的副產物。

國內戴奧辛汙染源，最早是來自廢五金燃燒；而後焚化爐所產生的灰渣和氣體排放物，都含有大量的戴奧辛；隨著工業發展，煉鋼程序中的燒結廠，利用回收廢鐵、廢鋼來煉鋼的電弧爐煉鋼，以及臺灣鋼聯的集塵灰處理廠等，都是臺灣戴奧辛汙染的重要來源，尤其集塵灰處理廠更是引發二〇一七年的毒鴨蛋風波的主凶。此外，森林火災燃燒後大量濃煙及灰塵，也含有高濃度的戴奧辛。

戴奧辛的暴露途徑

那麼，戴奧辛是如何進入人體的？

戴奧辛是長效性的化合物，具親脂性、不易溶於水、不易被分解，所以廣泛存在於環境中。由於戴奧辛在環境中留存的時間很長，會隨著空氣四處飄散、沉積在土壤中，在土壤中的戴奧辛相當穩定，半衰期(註4)可達一年以上。當雞隻、牛隻吃到汙染作物或飼料，因戴奧辛的親脂特性會積存在其脂肪中，進而濃縮在牛奶或雞蛋裡，接著透過食物鏈進入人體內，積聚在人體脂肪組織中。

所以，戴奧辛的暴露途徑除了可從皮膚直接接觸、吸入受汙染的空氣之外，大部分還是經由食物鏈攝入，人體百分之九十的戴奧辛暴露來自攝取受戴奧辛汙染的肉類、乳品、蛋類和魚類等食物。衛福部食藥署曾委託國內學術單位進行，從二〇〇四到二〇一二年在傳統市場、超級市場中，國內食物含有戴奧辛的抽驗調查，戴奧辛暴露最多的食物以魚類、水產類爲最大宗，其次是其他蛋白質類、家畜類、五穀根莖類。

戴奧辛在人體中的半衰期可達七年，雖然目前還沒有急性中毒致死的情況出現，但連續低劑量進入人體內的組織裡，累積到一定程度時還是會危及人體健康。

根據國人飲食調查，孩童因體重較輕，是戴奧辛暴露量最高的一群，

註釋4 半衰期（Half-life），指某種特定物質的濃度經過某種反應降低至剩下初始時一半所消耗的時間。

戴奧辛進入人體的途徑

戴奧辛暴露最多的食物以魚類、水產類為最大宗，其次是其他蛋白質類、家畜類、五穀根莖類。

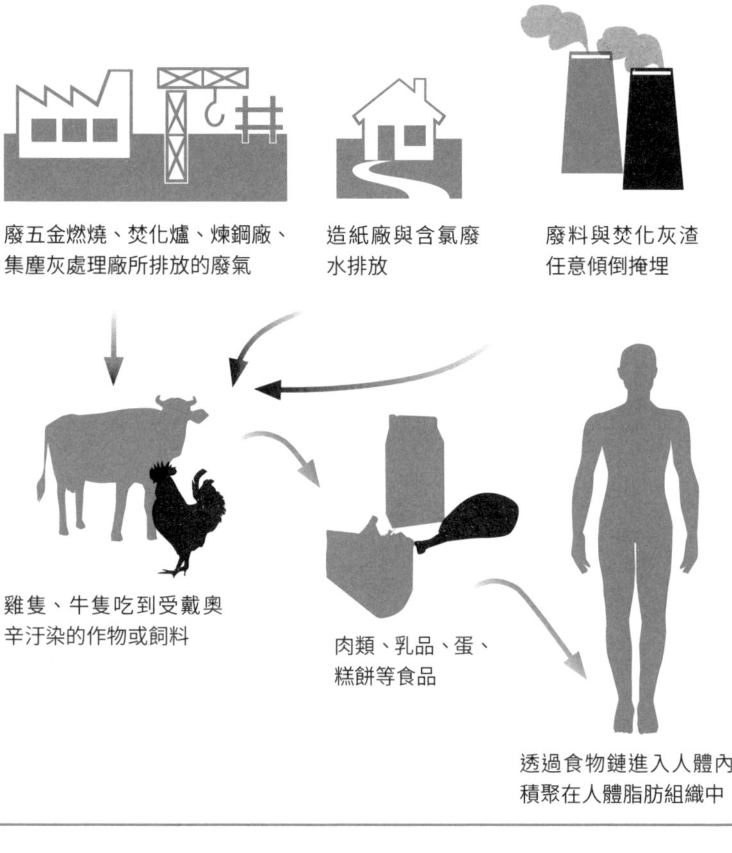

廢五金燃燒、焚化爐、煉鋼廠、集塵灰處理廠所排放的廢氣
造紙廠與含氯廢水排放
廢料與焚化灰渣任意傾倒掩埋
雞隻、牛隻吃到受戴奧辛汙染的作物或飼料
肉類、乳品、蛋、糕餅等食品
透過食物鏈進入人體內，積聚在人體脂肪組織中

但即便如此也無須太過擔心，因爲孩童每天僅攝入約世界衛生組織戴奥辛耐受值（註5）的30%，六十公斤成人約爲12%、老人約5%。如果以前文提到的戴奥辛超標一倍的毒雞蛋爲例，不管是成人或孩童，必須長期每天持續吃超過五顆雞蛋，戴奥辛攝取量才會超過耐受值。

戴奥辛對人體健康的影響

從非常多的人類與動物實驗裡，可以看到戴奥辛對人類與動物都會產生毒理作用。最明顯的中毒症狀是出現氯痤瘡，不管是在實驗兔子、小老鼠、猴子、馬，或人類身上都可以看到。

其他生理變化還包括：下視丘萎縮、指甲與毛髮脫落、水腫、骨髓感染、多發性神經病變、乾燥與鱗狀皮膚損傷。

此外，戴奥辛本身就是一個非常強大的致癌物質，留存在體內後會提高某些基因表現而促進癌細胞的生長，因此被認爲是致癌作用的促進劑，已被國際癌症研究中心列爲人類確定致癌物。

註釋5 世界衛生組織訂定的戴奧辛每日耐受量為 1-4 pg TEQ/kg bw；歐洲食品安全局訂定的戴奧辛每週耐受量為 2 pg TEQ/kg bw。

戴奧辛對人體健康的影響	戴奧辛最明顯的中毒症狀是出現氯痤瘡，不管是在實驗兔子、小老鼠、猴子、馬，或人類身上都可以看到。

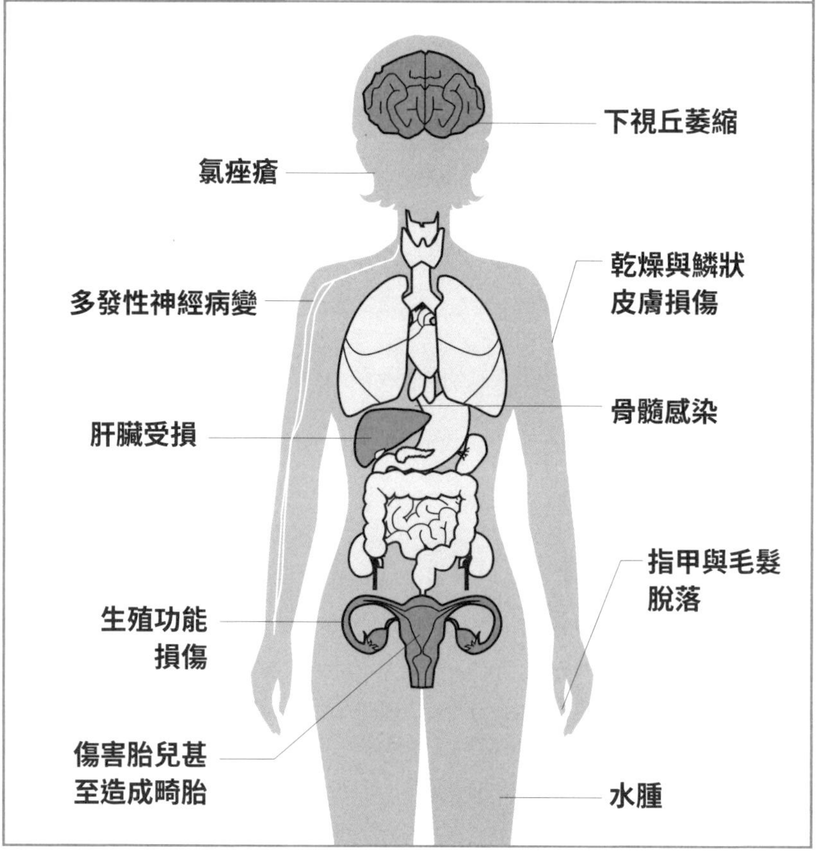

也已有研究顯示戴奧辛會引起生殖功能損傷與傷害胎兒，甚至可能造成畸形胎。對神經的影響，除了周邊神經病變，也會出現倦怠感、憂鬱、行爲改變等症狀。

▼如何減少戴奧辛的生活風險？

由於戴奧辛已經廣泛存在於我們生活的環境中，可以預見未來仍有可能出現戴奧辛食安事件。因此，要減少戴奧辛的生活風險，除了透過政府制定有效的管制措施、強化執行動能之外，人們也需要具有「自我健康管理」的概念。

在政府的管制措施上，環保署已公告禁止含戴奧辛的工業原料製造、輸入、販賣及使用；嚴格限制焚化爐、煉鋼業電弧爐的戴奧辛排放量，並進行定期監測；以及針對焚化爐、燒結爐及電弧爐進行戴奧辛排放汙染減量行動計畫。

而在民衆的「自我健康管理」上：

第一，要從生活中減少戴奧辛的產生，確實做好垃圾分類、資源回收，以及減少製造垃圾，因爲送進焚化爐的垃圾成分是影響戴奧辛濃度的關鍵。

第二，日常生活中盡量減少使用含氯物品，例如PVC塑膠袋、塑膠製品、含氯漂白劑、消毒劑、殺蟲劑等。

第三，盡量搭乘大衆運輸工具，以減少汽機車廢氣的排放。因爲汽柴油中含有極微量氯化合物，經汽柴油引擎的燃燒過程，也會產生戴奧辛等有害物質。

第四，飲食均衡，盡量減少大量攝取大型深海魚類、肉類脂肪及內臟，並攝取適量蔬果，以及使用較簡單的烹調方式。

減少戴奧辛暴露的飲食

飲食均衡，盡量減少大量攝取脂肪含量高的肉類及內臟，多攝取穀類食物及蔬果。

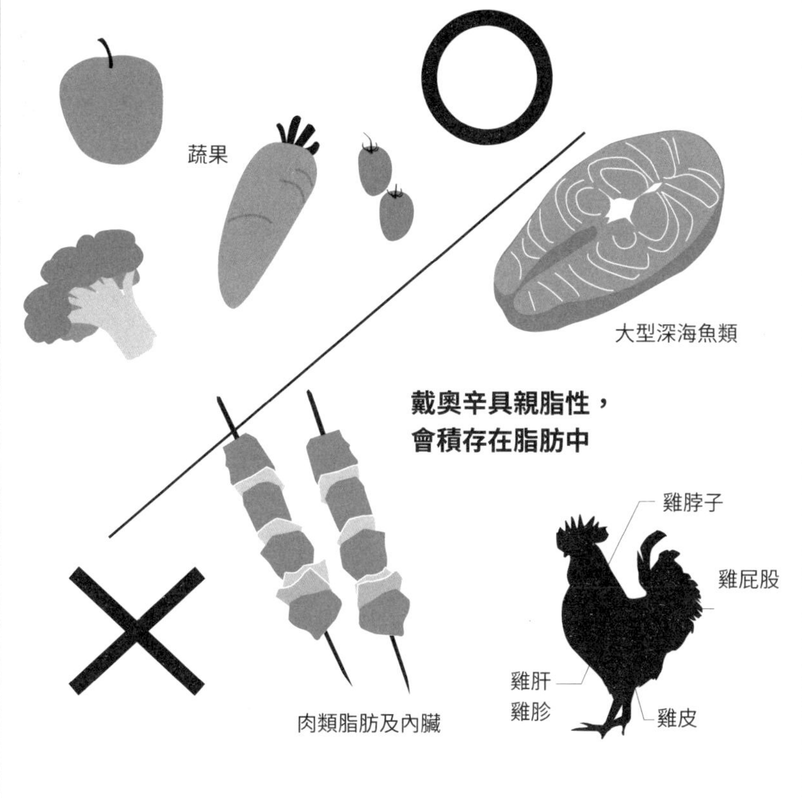

毒理專家怎麼做？

Q

有文章說臺灣的戴奧辛來源90%來自日常飲食，而且戴奧辛暴露最多的食物來源，依然是魚類、水產類為最大宗，實在令人憂心，到底要怎麼吃才能進行自我健康修復？

A

再重複一遍，魚類和其他水產品是優質蛋白質、Omega-3 脂肪酸、維生素D，以及其他重要營養素的重要來源。因此，要完全避免食用水產類是非必要，也不實際的選擇。

根據國立成功大學環境微量毒物研究中心在臺灣傳統與超級市場進行各類食物採樣戴奧辛類化合物調查分析，一般民眾藉由飲食攝入戴奧辛類化合物的危害風險並不高，民眾無須過於恐慌。要減少戴奧辛等汙染物的攝入風險，可以這樣做：

●選擇低風險的水產：像是來自低汙染水域的魚類和水產，深海魚類通常比近岸水域的魚類擁有更低的戴奧辛殘留。
●多樣化食物來源：透過多樣化飲食來源以分散潛在汙染風險，不過度依賴任何一種食物，特別是高風險的食品。
●適當處理食材：適當的食物處理和烹飪方法來減少戴奧辛的攝入，例如去除魚皮和可見的脂肪，因為戴奧辛和其他類似汙染物主要累積在脂肪組織中。

同時，避免食用高油脂食物；攝取肉類時，少吃肥肉；少吃大型掠食性魚類及其內臟；選購鮮乳時，以低脂鮮乳為主；多攝取植物性蛋白、蔬菜、水果及穀物；食用蔬果前充分洗淨等的飲食策略都可避免戴奧辛暴露。

影響終生健康的油症事件

多氯聯苯

主要暴露源

受汙染魚貝類、家畜、蛋及乳品、包裝材料、工業職場、廢棄物、建築材料等

「油症」，或稱「米糠油事件」、「多氯聯苯中毒事件」，是一九六八年與一九七九年分別發生在日本與臺灣的多氯聯苯大規模中毒事件。日本「油症」是全球首例人類食用多氯聯苯中毒事件，時隔十年，臺灣發生了全球史上的第二例，同時也是臺灣食安史上的第一起多氯聯苯中毒事件。

日本油症

一九六八年春，日本九州及四國的農村上空突然籠罩了一層不祥的陰影。在短短數週內，數不清的雞隻不約而同地倒下，死亡的原因成了一個謎。雖然初步的調查將這一連串死亡與飼料中毒相關聯，但真正的警鐘尚未響起，農林水產省當時並未深究毒物的種類與來源，更未將情況上報給

負責民眾健康的厚生省。

然而，數月後，當地的醫院開始接到一宗宗急診案例，病人身上的症狀怪異而多變：有的皮膚上冒出痤瘡樣的皮疹，有的指甲變黑，更有人的皮膚色素沉澱，眼結膜充血。九月時，三百多名患者擠滿了九州大學附屬醫院，他們共同的痛苦終於引起了廣泛的關注。

追蹤這些症狀到源頭，一個共同點浮現——所有患者不久前都食用了同一家公司生產的米糠油。媒體的報導如同投下了一枚震撼彈，厚生省終於介入調查，並果斷命令停售該油品。九州大學附屬醫院迅速反應，成立了專門的油症門診，並與九州大學聯手深挖真相。

油症研究班從食用油中檢出多氯聯苯（PCB），從死者的內臟和脂肪組織中也發現了同樣的物質，逐步揭露出一個不爭的事實：人和禽畜之間，共同遭遇了一場由多氯聯苯汙染引發的災難。而這一切，只是冰山一角。進一步的研究顯示，比多氯聯苯毒性更強的多氯呋喃（PCDF），也在這場悲劇中扮演了關鍵角色。這不僅是一起多氯聯苯中毒事件，實際上，它是一起多氯聯苯與多氯呋喃雙重中毒的災難。

受害者的數量至今仍無法確定。截至二〇一八年底，官方認證的油症患者超過二千三百人，但這個數字可能只是冰山一角。在這場人與自然的悲劇中，隱藏的受害者遠比我們所知的要多。

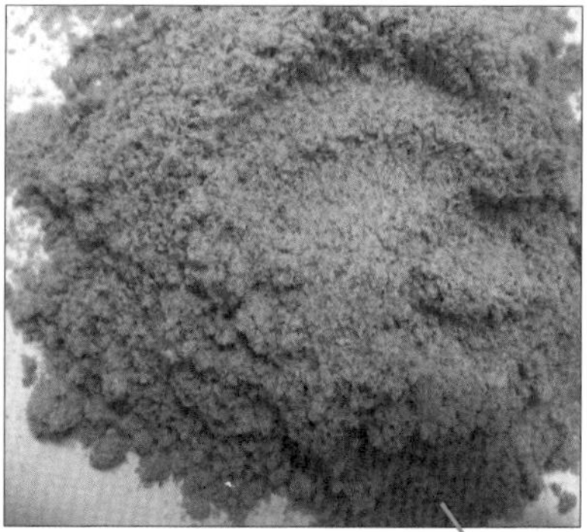

米糠。Palagiri/CC BY

油症事件不僅揭開了工業汙染的陰暗面，也成爲了日本乃至全球環保運動的重要轉捩點。它促進了環境法的創立，加強了公民對於食品安全和環境保護的意識，接下來我們要探討這場災難背後的深層原因和長遠影響。

臺灣米糠油事件

繼日本油症事件後不久，同樣的悲劇在臺灣重演。當全球已陸續封禁多氯聯苯，臺灣卻仍在無意識的險境中舞蹈。日本油症的幽靈似乎未曾遠去，而是悄悄潛入了臺灣的瓦斯爐旁、食品加工廠，乃至每個普通家庭的餐桌。

一九七八年，鹿港、福興、秀水的居民開始遭遇莫名的皮膚疾患，彷彿有看不見的瘟疫在夜色中悄悄蔓延。不僅如此，臺中縣大雅鄉的惠明盲校，在一九七九年春天被奇怪的病症籠罩，學生和老師們的肌膚開始受苦，皮膚瘙癢、乾燥變黑，甚至有的皮膚長滿了異常的痘痘，痘子破裂後竟流出黑色油脂，異常恐怖。

原本以爲這僅是一場普通的皮膚疾患，誰知這只是災難的序幕。一位醫師在見到患者的黑色指甲後，直覺這不是單純的皮膚問題，而是一場食物中毒的災害。調查隨即展開，然而無論是地方衛生單位還是校方，都苦無線索。直到附近工廠的工人也出現了類似症狀，共同的線索——使用同一家油行的米糠油，才使得這場中毒之謎的眞相開始浮出水面。

回想起日本的前車之鑑，臺灣衛生署急匆匆地將檢體送至日本檢測，結果震驚了整個國家：患者體內和油品中的多氯聯苯含量高得驚人，遠超過安全標準。隨後的調查逐漸揭開眞相的面紗，指向一家彰化油脂公司：一條因爲破裂而使多氯聯苯滲漏的熱媒管路成爲了這場公共健康危機的源頭。

事件的後果深遠，不只影響了當時的兩千多名居民，而且催生了臺灣第一個中央環保機關，以及促進了消費者保護教育的發展。儘管如此，油症患者的苦難遠未結束，至今仍有數不清的受害者和他們的後代在忍受著多氯聯苯留下的創傷。

臺灣米糠油事件，如同日本的油症案例，提醒了世人對於環境汙染和食品安全的警惕，但這段歷史也在時間的流轉中逐漸被人們遺忘。然而，受害者的痛苦提醒我們，一些災難的影響是長久的，它們並不會隨著時間的消逝而煙消雲散。

★★★

什麼是多氯聯苯？

多氯聯苯是一種人造物質，環境荷爾蒙之一，又稱多氯聯二苯或二聯酚，是許多含氯數不同的聯苯含氯化合物的統稱。依含氯原子數及氯化位置組合，多氯聯苯可有二〇九種同類異構物，但實際存在的只有一〇二種。其中有十二種結構爲 **non-ortho** 或是 **mono-ortho** 且至少含有四個氯原子的多氯聯苯，因其生物活性與多氯二聯苯戴奧辛（PCDDs）、多氯二聯苯呋喃（PCDFs）相近，被歸類爲類戴奧辛多氯聯苯。

多氯聯苯在一八八一年由德國科學家首先合成製造，一八九二年，美國開始工業生產多氯聯苯，一九三〇年代美國孟山都公司開始大量生產，並廣泛應用於工業上，因此汙染源多來自人類工業生產活動。其狀態多爲非導體黏稠狀，經燃燒也會產生一小部分其他毒性汙染物，例如多氯二聯苯呋喃。但有些多氯聯苯會以蒸氣形態存在於空氣中，沒有氣味及味道。

多氯聯苯的應用範圍

多氯聯苯的特性包括：化學性質穩定、熱容量高、耐熱、耐燃、電阻大、電絕緣性能良好，且防水，是非常理想的電器材料，因此過去常被用來製造變壓器、電容器，以及螢光燈、洗衣機、冰箱等電器設備。同時，也經常被用來做爲加熱或冷卻時的熱媒或冷媒，或做溶劑、潤滑油、液壓油、塗料、印刷油墨、塑化劑、黏膠與真空泵流體使用。

可以想見，多氯聯苯在我們生活中的滲透幾乎無所不在。

多氯聯苯的生活暴露風險

如日本與臺灣多氯聯苯中毒事件所看見的肇因，多氯聯苯可能在製造過程中被不慎混入食品；也可能因食品包裝材料接觸食品而汙染；可能從電容器和變壓器中洩漏出來，而讓諸如電器維修員、鐵路維修人員、建築工人，以及一些從事工業生產活動人員暴露其中。

多氯聯苯雖在七、八〇年代停用，但在大量使用期間可能因工廠儲存

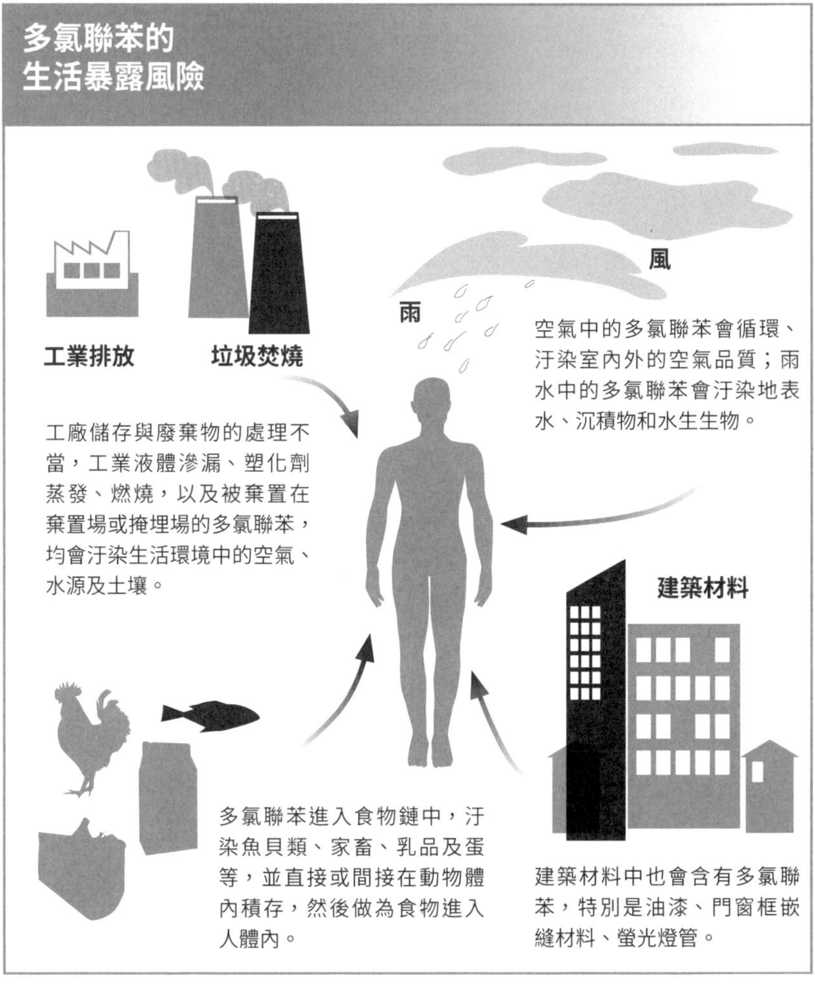
多氯聯苯的
生活暴露風險
工業排放
垃圾焚燒
雨
風
空氣中的多氯聯苯會循環、汙染室內外的空氣品質；雨水中的多氯聯苯會汙染地表水、沉積物和水生生物。
工廠儲存與廢棄物的處理不當，工業液體滲漏、塑化劑蒸發、燃燒，以及被棄置在棄置場或掩埋場的多氯聯苯，均會汙染生活環境中的空氣、水源及土壤。
建築材料
多氯聯苯進入食物鏈中，汙染魚貝類、家畜、乳品及蛋等，並直接或間接在動物體內積存，然後做為食物進入人體內。
建築材料中也會含有多氯聯苯，特別是油漆、門窗框嵌縫材料、螢光燈管。

與廢棄物的處理不當，工業液體的滲漏，塑化劑的蒸發、燃燒，以及停用後將已製造出來的多氯聯苯棄置在棄置場或掩埋場，從而汙染生活環境中的空氣、水源及土壤。

如前所述，多氯聯苯的穩定性非常高，且是脂溶性物質，所以在環境中的持久性也很高，進而進入我們的食物鏈中，汙染魚貝類、家畜、乳品及蛋等，並直接或間接汙染飼料，在動物體內積存，然後做爲食物進入我們體內。

多氯聯苯對人體健康的影響

從上述暴露情境可知，多氯聯苯經由呼吸道、消化道與皮膚吸收進入我們體內。進到腸胃道裡時，吸收率可達90％，然後儲存在脂肪組織裡，其次是我們的皮膚、腎上腺，以及血管裡的主動脈。

多氯聯苯的代謝主要受氯化程度的影響，高度氯化的多氯聯苯脂溶性愈高，相對地愈不容易代謝，易長久存在人體中。聯苯的衍生物裡，含氯較少的，代謝與排泄速度相對會比較高。多氯聯苯在人體的半衰期約八年，據研究追蹤顯示，有患者在中毒二十五年後，仍出現正常人很少罹患的疾病。這意味著一旦中毒，因其代謝緩慢，有可能都無法將體內毒物濃度降至一般人的濃度，甚至低劑量長期暴露也可能導致體內的累積，而影響其終生健康。

體內多氯聯苯可透過膽道系統，將這些脂溶性多氯聯苯排到我們的腸胃道，再透過糞便與尿液排出體外，也可從母乳排出。

體內堆積過多的多氯聯苯會造成腦部、皮膚及內臟的疾病，並影響神經、生殖及免疫系統。急性大量暴露多氯聯苯而中毒時，最常見的健康影響如氯痤瘡和皮疹等的皮膚狀況。其他症狀包括疲勞、頭痛、全身浮腫、無力、嘔吐、指甲色素沉澱、異常皮膚潰瘍、腸胃道症狀，以及體重減輕等，也看到一些眼部症狀。而在兒童身上，則有發育、認知與智力等發展遲緩的現象。

除此之外，多氯聯苯本身也存有致癌性。美國環保署將多氯聯苯列為

多氯聯苯的生物途徑

多氯聯苯對成人的影響

多氯聯苯可透過多種方式進入人體：呼吸多氯聯苯汙染的空氣、食用多氯聯苯汙染的食物和 / 或直接暴露多氯聯苯。

接著多氯聯苯分子會透過消化道或皮膚吸收，然後進入血液和淋巴系統。淋巴系統會清除較小的多氯聯苯分子，但較大的多氯聯苯分子會累積在身體脂肪較多的區域，如大腦、肝臟和皮膚。對於孕婦，多氯聯苯可透過胎盤、臍帶和母乳影響嬰兒。 這會導致更大的癌症風險、免疫系統問題，以及神經或發育問題。

多氯聯苯對幼兒發育的影響

在胎兒時或出生後最初幾年暴露多氯聯苯的幼兒，可能會出現體重減輕、生長遲緩、智商降低、行為異常等問題。 也可能導致肝臟異常和氯痤瘡、全身囊腫破裂等皮膚問題。

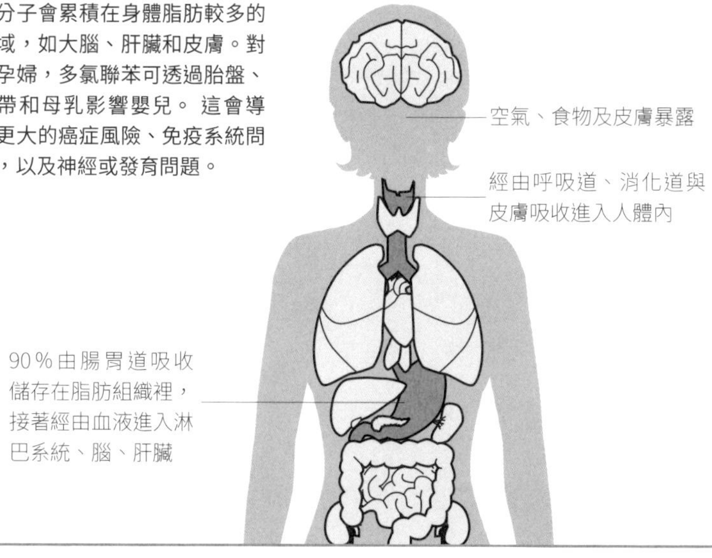
空氣、食物及皮膚暴露
經由呼吸道、消化道與皮膚吸收進入人體內
90％由腸胃道吸收儲存在脂肪組織裡，接著經由血液進入淋巴系統、腦、肝臟

可能對人類致癌物質，國際癌症研究中心則是將多氯聯苯列爲人類致癌物質（Group 1）。

▼如何預防或減少暴露於多氯聯苯風險中

多氯聯苯幾乎無所不在，不是油症患者的一般人體內也都多少積有多氯聯苯類的化學物質。既然無法避免，如何與多氯聯苯共存就是我們該注意的重點。因爲多氯聯苯的親油脂性，使得它在環境中容易累積於脂肪含量較多的生物，隨著生物食物鏈的層次愈高，生物體內的多氯聯苯濃度也愈高。因此，建議民衆盡量減少攝取食物鏈頂層的食物，減少肉類及動物性油脂的攝取，食用低脂肪類的食物，並增加適量蔬果、穀類食物，可減少體內多氯聯苯的積存。

由於多氯聯苯類物質可經由各種途徑大量進入食物鏈，因此食物中要完全零檢出多氯聯苯是不可能的事，所以美國食品藥物管理局修訂一些食品中多氯聯苯的允許劑量，設定一個允許的濃度。而臺灣衛福部對於禽畜製品類、乳品類、蛋類、水產動物類、油脂類、嬰幼兒食品等六大類食品中戴奥辛及多氯聯苯含量訂有限值，並進行監測，若其戴奥辛、多氯聯苯等物質含量超過限值時，將會沒入並銷毀，爲民衆的暴露風險與健康把關。

毒理專家怎麼做？

Q

多氯聯苯因其耐熱絕緣等穩定條件，而無所不在我們的生活環境中。雖然現今多氯聯苯基本上已被禁用，但我們經常會使用到的生活用品如變壓器、洗衣機、冰箱等，仍然有多氯聯苯的疑慮嗎？使用這些電器設備時，需特別留意什麼？

A

在使用這些電器設備時，要特別留意設備的製造日期和規格，可有助於確定它們是否可能含有多氯聯苯（PCBs）。使用舊式螢光燈照明設備、電容器及家電設備，如三十年或更早製造的電視、冰箱時，這些電器設備在運作過程中會產熱，可能會導致少量的多氯聯苯逸散到空氣中，並因此可能成為皮膚暴露到多氯聯苯的來源。

電子廠女工怪病

三氯乙烯

主要暴露源
吸入受三氯乙烯汙染的空氣

知名臺語歌后詹雅雯在一檔音樂節目上透露她患有巴金森氏症，而之所以患病則是因爲小時候爲分擔家計到洗衣廠當女工，長期暴露在漂白劑、硫磺氣味中，致使毒物殘留體內進而引發腦部病變。此報導一出，讓許多人很緊張。因爲漂白劑幾乎是每個家庭都會備有的清潔劑，尤其在新冠肺炎疫情下，免不了會用漂白水來清潔消毒居家環境，如此一來不就讓自己暴露在另一種罹病風險中了嗎？

其實不用過度擔心，這名歌后接觸的，是主要成分爲三氯乙烯的工業用化學漂白劑，並不是成分爲次氯酸鈉的一般家用漂白劑。三氯乙烯是已確認的人類致癌物，在臺灣七〇年代也曾接續發生因暴露三氯乙烯等有機溶劑的嚴重職業災害事故。

飛歌電子廠工安事件

在一九六〇年代的臺灣，經濟的快速崛起吸引了許多外商投資。當時的工人工資低廉但素質高，這吸引了包括「美商臺灣飛歌電子公司」在內的許多公司來到臺灣設立製造基地。飛歌電子於一九六六年在淡水鎮竹圍里成立了一家工廠，專門製造電子產品如收音機、黑白彩色電視機基板等。

然而，在一九七二年，這家工廠發生了一系列女工因中毒而死亡的悲劇，最年輕的受害者只有十五歲，且工作不過一個月。許多女工出現了嚴重的中毒症狀，包括頭暈、嘔吐、發燒、皮膚問題、胸痛和呼吸困難等。後來的調查發現，這些中毒事件是由於工廠使用了含有三氯乙烯和四氯乙烯的混合溶劑作爲清潔劑，而工廠缺乏良好的通風系統，致使有害氣體累積在室內，導致工人中毒。

類似的事件也在高雄發生，在「三美」和「美之美」電子廠中，女工因吸入這些有害的有機溶劑而出現肝中毒現象，進一步加深了電子產業工人的恐慌和不安。爲了安撫民心，政府命令衛生署對電子產業進行廣泛的安全檢查，並在一九七四年通過了《勞工安全衛生法》以及一系列預防職業病的規定和標準。

不幸的是，當時很多人因爲肝炎和肝中毒被送往醫院，卻未能了解中毒的眞正原因，也沒有得到應有的補償。直到多年後，媒體的深度報導才逐漸揭開了這一切背後的眞相。

桃園ＲＣＡ汙染事件

歷史的警示聲未遠去，卻在二十年後的臺灣迎來了一宗震驚全國的工業汙染事件。一九九四年，一則消息驚動了社會：位於桃園的美國無線電公司（以下簡稱ＲＣＡ）被爆出長期非法處置有機溶劑和其他危險廢料，引起該地區土壤和地下水遭受前所未有的汙染。

此一災難的序幕可追溯至一九七〇年。當年，著名的美國家電品牌ＲＣＡ在臺灣設立了分公司，並在桃園、竹北、宜蘭等處建廠。以桃園爲總部的RCA廠房，主要生產電視機及其配件。當時，RCA廠被視爲尖端科技的代名詞，工作環境良好，因此成爲許多求職者的首選。一九八六年，RCA被美國的奇異公司（GE）收購，之後在一九八八年賣給法國的湯姆笙公司。到了一九九二年，湯姆笙決定關閉桃園廠，並在同年賣出廠地。

事情在RCA廠關閉兩年後才爆發。一九九四年，前員工的揭露和當時立法委員趙少康的記者會揭開了RCA桃園廠非法處置有機溶劑的黑幕。環保署的檢測確認了汙染的事實，發現地下水和土壤中含有多種有毒化學物質。專案小組檢測了附近的水井，結果顯示許多井水受到嚴重汙染，有些井內的汙染物質濃度是飲用水標準

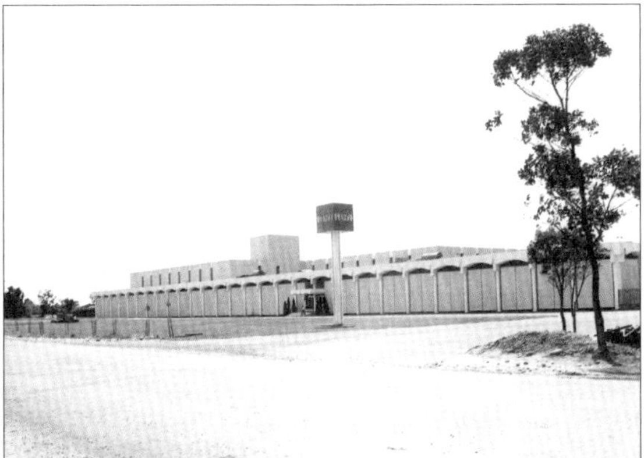

當時 RCA 電子廠廠房外觀

的二十至一千倍。

RCA知道井水被汙染的事實，但並未採取適當的處理措施。根據監察院的調查報告，RCA從一九七五年至一九九一年間曾被檢查多次，而且每次檢查都顯示該公司違反了勞工健康與安全的法規。然而，公司高層並未解決問題，而是讓員工在有害的環境中工作。

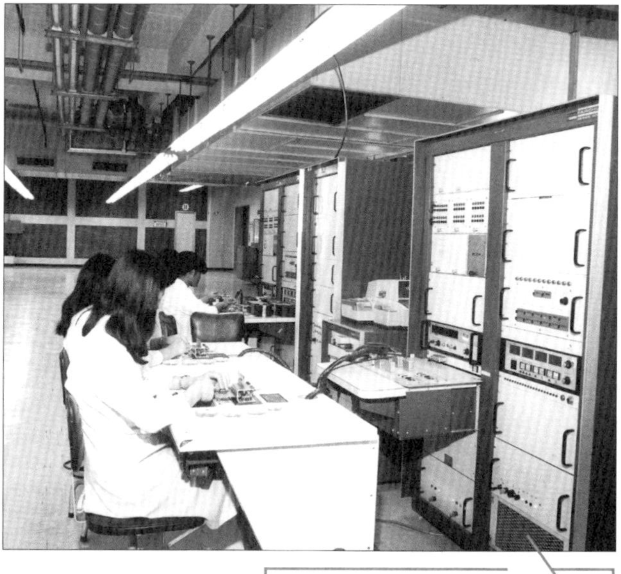

RCA 工作人員操作相關儀器設備

RCA汙染事件爆發後，受害員工才透過媒體了解自己或同事罹癌的真相。根據統計，曾在RCA桃園廠工作的員工中，至少有一三七五人罹患各種癌症，二二一六人已經去世。RCA員工罹癌的風險，是一般人的二十至一百倍。

★★★

什麼是三氯乙烯？

三氯乙烯，一種無色、易揮發的液體，會快速地揮發至空氣中，不易燃，帶有似氯仿的芬芳氣味。

它是在一九一〇年時，由英國帝國化學工業首製，被譽爲麻醉劑革命。但在當時還只是試產，並未廣泛生產，直到二次世界大戰期間工業急速發展，三氯乙烯才開始被大量製造與使用。但也很快地發現到三氯乙烯的使用存在一些意想不到的問題，包括會導致心律不整、產生肝毒性、阻礙快速麻醉誘導，以及與蘇打石灰一起使用時，會致使神經功能長期受損。

過去三氯乙烯曾用於吸入性麻醉劑及鎮痛劑、穀物蒸熏、消毒劑、動物飼料、咖啡豆去除咖啡因的萃取溶劑，但因其毒性及潛在致癌性，在一九七〇年代，全球大部分地區便已禁止食品和製藥產業使用三氯乙烯。

三氯乙烯的最主要用途，是做爲清除金屬零件上潤滑油脂的溶劑，以及做爲一些化學製品的反應物。

三氯乙烯的暴露、吸收與排泄

三氯乙烯會在生產、使用或棄置時，釋放到空氣、水和土壤中。滲入土壤中的三氯乙烯分解非常緩慢，主要是透過蒸發到空氣中來排除；而溶至地下水後，會因無法蒸發而長期殘留於其中。

除了在工業的工作環境中可接觸到三氯乙烯外，一般生活環境中的消費性用品，例如劣質修正液、除漆溶劑、美容化妝用品、黏著劑、去汙劑、地毯清潔液等，也可能含有三氯乙烯，而有不同程度的暴露風險。

呼吸、食入及皮膚接觸，是三氯乙烯中毒的可能途徑。但通常是因吸入受汙染的空氣而進入人體，再經由循環系統傳至腦、脂肪組織、心、肺、肝、脾及腎臟等器官，造成全身性中毒。皮膚接觸吸收較有限，會造成局部症狀。雖說使用三氯乙烯清除金屬油脂的工廠人員，暴露到高濃度三氯

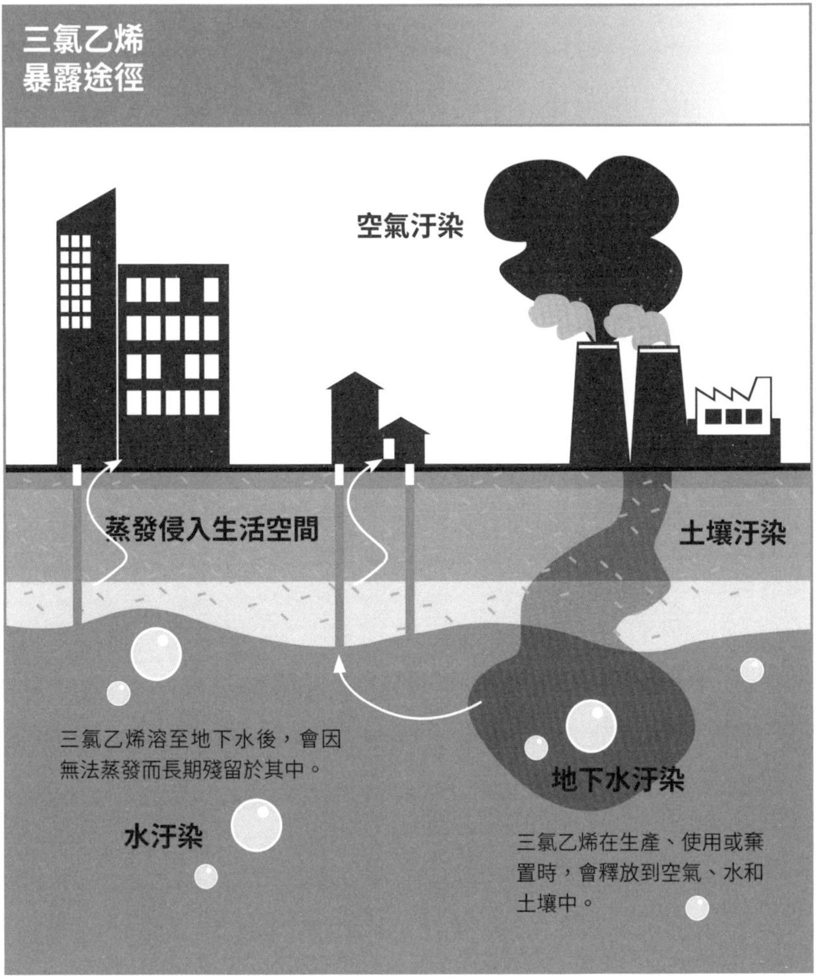
三氯乙烯
暴露途徑
空氣汙染
蒸發侵入生活空間
土壤汙染
三氯乙烯溶至地下水後，會因無法蒸發而長期殘留於其中。
地下水汙染
水汙染
三氯乙烯在生產、使用或棄置時，會釋放到空氣、水和土壤中。

乙烯的機會較大，但居住在前述工廠或被三氯乙烯汙染的危險廢棄物場所附近，也可能會有較高的暴露機會。

進入人體內的三氯乙烯，部分會透過呼吸排除，部分則是經由肝臟代謝，再隨尿液排出。

三氯乙烯對人體健康的影響

三氯乙烯對於人體的危害，可分為急性中毒和慢性中毒。

◆**急性中毒：**以吸入中毒較為常見，可能產生的毒性取決於暴露濃度及時間，暴露濃度愈高、時間愈久，產生的毒性就愈嚴重；但大量過度暴露時，短時間如五分鐘內就可能會出現嗜睡、頭暈、嘔吐等症狀，十分鐘即陷入昏迷。

吸入中毒主要表現為中樞神經抑制，像是頭暈、頭痛、疲倦、嗜睡、焦躁、嘔吐、四肢顫抖、注意力不集中、幻覺、意識模糊，以及聽覺、視覺與平衡出現障礙等，嚴重者可能導致昏迷甚至死亡。部分人會

三氯乙烯對人體健康的影響

暴露

三氯乙烯經由呼吸、食入及皮膚接觸進入人體，會透過循環系統分布到全身，並在脂肪和其他組織中堆積。

大腦

表現為中樞神經抑制，像是頭暈、頭痛、疲倦、嗜睡、焦躁、嘔吐、四肢顫抖、注意力不集中、幻覺、意識模糊等。

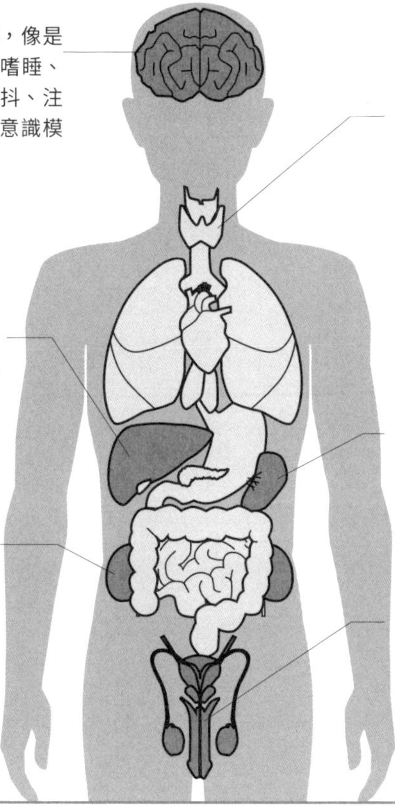

淋巴系統

有部分證據顯示三氯乙烯會誘發淋巴癌。

肝臟

肝臟損害，並增加罹患肝癌風險。

胰臟

已發現可能增加胰臟癌的風險。

腎臟

工人有腎衰竭跡象，有強烈證據顯示三氯乙烯會導致人類罹患腎臟癌。

生殖系統與胎兒

男性可能減少精子數量，胎兒可能存有出生後心臟異常、較高白血病發病率。

免疫系統

與免疫系統損傷、自體免疫疾病增加有關。

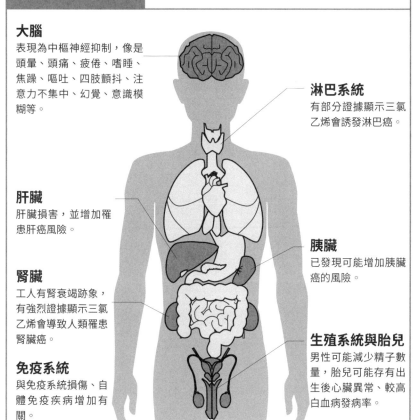

有如心律不整、肺水腫、出血及呼吸衰竭，以及腎衰竭等中毒症狀。食入中毒時，可能出現口腔、喉嚨有刺激感，明顯的腸胃道症狀及肝腎傷害，也可能會損傷部分的顏面神經。皮膚接觸，則可能會出現皮疹、灼傷、皮膚炎等症狀。

◆**慢性中毒：**三氯乙烯的慢性中毒表徵多爲非特異症狀，像是頭暈、頭痛、倦怠、食欲不振等，所以不容易被正確診斷，需配合客觀理學檢查、實驗室檢查、神經檢查，以及病人職業等謹慎的判斷。但長期暴露在三氯乙烯中，可能出現神經衰弱症候群及肝臟損害，並可能發生精神依賴性，甚至成癮。

◆**致癌性：**有強烈證據顯示三氯乙烯會導致人類罹患腎臟癌，並有部分證據顯示三氯乙烯會誘發肝癌和淋巴癌。美國衛生及公共服務部描述三氯乙烯是「已知的人類致癌物」；美國環境保護署、國際癌症研究中心也描述三氯乙烯爲人類致癌物。

▼如何減少三氯乙烯的暴露風險

目前三氯乙烯的產量已大幅度減少，一方面是金屬脫脂的替代品有很多；另一方面是其毒性與對人體健康的危害，以及由此產生的法律責任，大多數工業也正逐步淘汰使用含氯脂肪族碳氫化合物。雖說如此，在RCA事件的慘痛教訓過後，含氯有機溶劑汙染仍時有所聞。

在環保署的委外調查中，也發現了新竹、桃園、苗栗、彰化等地有幾處工廠周遭的土壤、地下水遭受含氯溶劑汙染，其中有汙染場址地下水中的三氯乙烯濃度超標約八千九百倍，有工廠汙染面積近約兩個標準足球場大小。

因此，若居家飲用水被檢測出有三氯乙烯汙染，應改喝瓶裝水及使用清潔的水源。如果是居住在生產三氯乙烯的工業場地附近，或者有三氯乙烯汙染的廢棄物場所附近，應避免孩童因玩耍而接觸或吃進塵土，也不應食用生長於受汙染土壤中的作物。

同時，小心室內粉塵和家居清潔（可使用空氣清淨器清潔空氣），以減少住所內的暴露風險。許多工業產品中都會使用到三氯乙烯，請務必遵照產品標籤上的說明使用，以減少三氯乙烯的暴露。

Q

三氯乙烯會因為不易分解而存在於土壤及地下水體，一般民眾在日常生活中可能使用到地下水，煮沸後能夠消除三氯乙烯的殘留嗎？在平時的飲用水上，是否需要經過處理、過濾？

A

煮沸水通常能夠殺死細菌和病毒，但對於消除或降低如三氯乙烯等化學物質的含量效果有限。三氯乙烯需要特定的過濾或處理技術，才能有效去除。在日常生活中，使用過濾系統，如逆滲透系統或活性碳過濾設備，可能更有效於降低水中的化學物質含量。我個人在飲用水上，會使用過濾壺及安裝家用淨水器來確保水質，並特別注意定期更換濾芯，以保持過濾效果。

甲醛

在家呼吸也可能讓你罹癌？

主要暴露源
急性中毒多發生在工作環境中、居家室內，以吸入性暴露為主

在這個現代化的時代裡，我們每個人或多或少都會期待著搬進擁有嶄新設計的家。然而，在新油漆的清香和光鮮亮麗的裝潢背後，卻可能隱藏著一種無形的致命威脅——甲醛。甲醛，這種看似普通的化學物質，在我們的住宅中悄無聲息地釋放，卻有可能成爲侵蝕健康的凶手。

想像一下，你在自己溫馨的家中，每一次深呼吸可能都在無意間吸入微量的甲醛，而這些累積的毒素，就像是慢性的毒藥，有時甚至足以致命。二〇一六年，大陸女星徐婷的不幸遭遇就深深地警醒了人們。她因爲搬進一間甲醛超標的新屋，不僅自己受害，連帶家人也因此飽受折磨。身爲公衆人物，她的生活作息無可避免地受到影響，這使她在已經免疫力低下的情況下更加易受到甲醛的傷害。不久，她便不幸因淋巴癌去世，令人痛心。

與此同時，中國另一位男性設計師因爲工作的變遷而搬進一處租屋，這個決定不幸地成爲了他生命的終點。他在住進這個看似無害的新環境後不久便患上急性骨髓性白血病，並迅速過世，令人錯愕不已。在此之前，他所進行的全身健康檢查顯示一切正常，這悲劇的發生使得他的家人面對難以言喻的痛苦和不解。

但不要誤以爲這樣的悲劇僅發生在遠方，它同樣在我們的家門口悄悄上演。臺灣也有類似案例，一位年輕男性因爲搬入新家後長期暴露於甲醛中而罹患鼻咽癌。儘管他的生活作息正常，不抽菸、不喝酒，卻未能逃過這種隱形危害的影響。

甲醛的存在與危害是無法忽視的。它在常溫下不斷釋放，更在高溫下加速揮發，而這樣的揮發過程可能持續數月甚至多達十五年。作爲被世界衛生組織列爲一級致癌物，甲醛的風險不僅僅在於它可能引起的急性反應，長期暴露還會增加多種癌症的風險。

房子應該是安全的避風港，而不是藏有危險的地方。因此，這個警訊不應該被忽視。當我們沉浸於新家的喜悅時，不可避免的，我們也應該警惕那些看不見的危機。確保新居的室內空氣品質符合標準，不僅是爲了我們自己，也是爲了我們所愛之人的健康和未來。

★★★

什麼是甲醛？

甲醛，一種有機化合物，在室溫下爲具有強烈辛辣味的無色氣體，通常以澄清狀液體儲存。濃度35－40％的甲醛水溶液，則被稱爲「福馬林」，常用做消毒劑、殺菌劑、漂白劑或防腐劑。

甲醛是一種古老的有機化合物，原本就天然存在於地球上。它也普遍存在於生物體內，像是部分蔬果含有微量的甲醛，就連在人類、其他靈長類動物的血液裡，都可驗出內源性產生的甲醛。

甲醛的首次發現是在一八五九年，由俄羅斯化學家亞歷山大・巴特羅夫所提出。但由於他的化學結構不正確，直到一八六九年，德國有機化學大師霍夫曼經由實驗論證確認了可透過甲醇催化氧化成甲醛。一八八八年，位於德國漢諾威的一家公司開始商業化生產用於技術與製藥目的的甲醛。此後由於市場對甲醛的需求不斷增長，至一九二〇年代開始大量生產。

甲醛的應用範圍與暴露環境

甲醛是重要的有機化工原料之一，也是許多其他化合物的起始原料。應用範圍相當廣泛，目前最大的市場應用是生產尿素甲醛樹脂，作爲製造

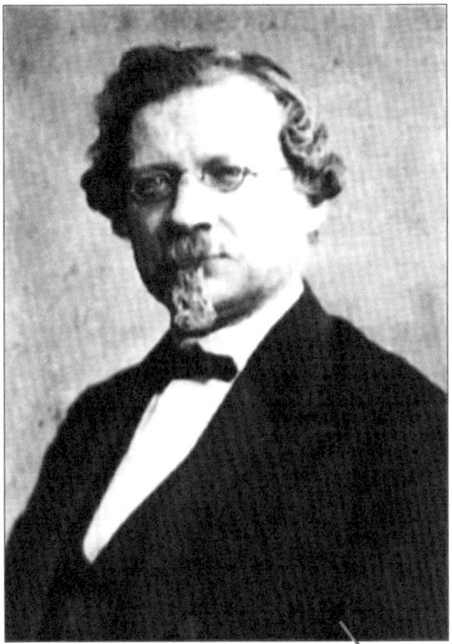

德國有機化學大師霍夫曼

工程木製品如塑合板、纖維板等人造板材的黏合劑，而這些人造板材常見用於室內裝潢、平價家具、系統家具、櫥櫃、床架、沙發等。

除了家具建材，牆壁塗料（油漆）、塑料地板、化纖地毯、空氣芳香劑、化妝品、指甲油、新衣（具抗皺、防縮及防火功能）或送乾洗的衣物，甚至新車內裝等，都會使用到含甲醛的化工材料。

甲醛還具有防腐與漂白的功能，尤其防腐效果極佳，甲醛水溶液（福馬林）即被用來浸泡病理切片、人體與動物標本，以及消毒手術器械和病房等。但亦有不肖業者將其使用在食品保存上，像是使用在豆腐、豆芽菜、腐竹、米粉、粉絲、蘿蔔乾、蝦米等食品上的保鮮防腐、漂白與蛋白質凝固，而蘿蔔乾（菜脯）是最常被驗出含有甲醛的食品。食品安全衛生管理法規定，甲醛非屬食品添加物，不得作爲食品添加物或加工助劑，不得在食品中檢出。

此外，上述甲醛的室內暴露環境，室外的汽機車排放廢氣、吸菸（包括二手菸、電子菸）等也是暴露源。不過，室內的甲醛暴露量還是會比室

室內甲醛的可能汙染源

甲醛釋放週期長達三至十五年，長期暴露會引發各種疾病甚至癌症，甲醛也會穿透胎盤進入胎兒體內，導致胎兒異常或低出生體重。

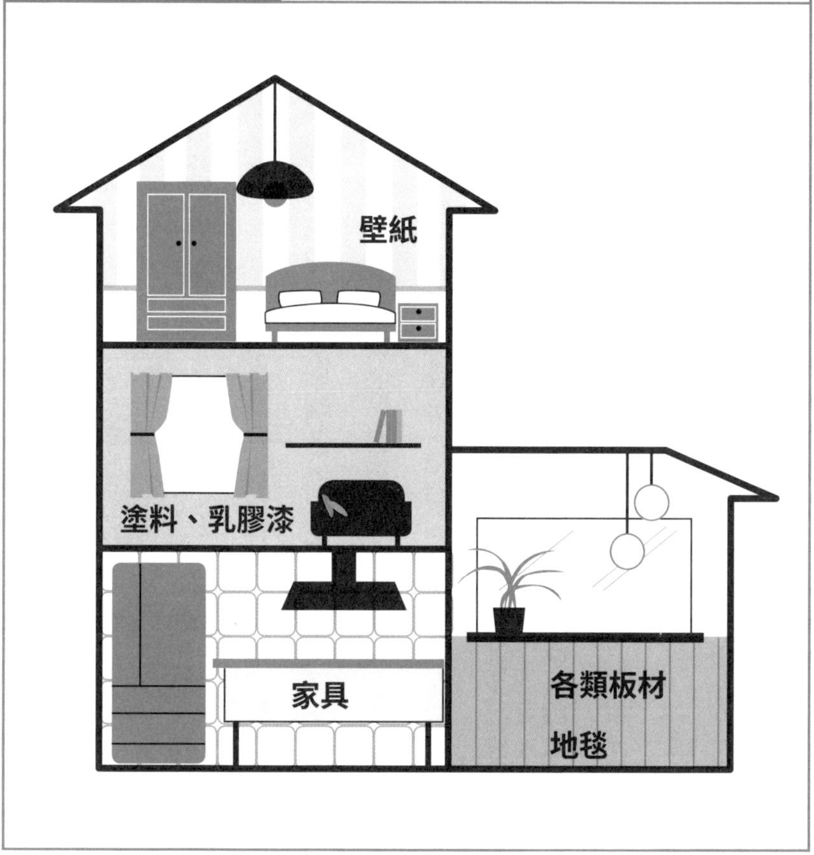

外的暴露量高。

甲醛的揮發週期

從上述可知，甲醛的應用層面十分廣泛，尤其在居家中幾乎是無所不在，加上它的沸點很低，室溫下可說是隨時都在釋放中。當它釋放到空氣中時，可能會呈氣態游離飄浮在空氣中擴散。甲醛也可能附著在物體上，例如吸附在地毯上，或者是與其他物品結合成液體或固體。

而甲醛的揮發時間長短取決於多種因素，包括空氣流通與否、季節、外在環境溫度與濕度，以及裝修材料。例如夏季氣溫較高，甲醛揮發速度可能比冬季快。潮濕天氣，空氣中的濕度增加，也會增加甲醛釋放率，因爲不少家具中的板材含有尿素甲醛樹脂膠，遇到水分會分解成尿素和甲醛，讓空氣中的揮發物含量增加。

目前正規廠商生產的油漆都必須符合國家環保標準才能販售，所以其可能含有的甲醛（游離甲醛）極低，通常在三至十五天就可完全揮發，反倒是油漆中所含有的苯、二甲苯、丙酮揮發的時間會更長。壁紙膠的甲醛因爲被壁紙蓋住，比較難逸散，其釋放週期相對牆面油漆要長得多，可能需要十八個月以上。

室內家具建材根據國家標準（CNS），木材甲醛含量由低到高可分爲F1（釋放量平均值在0.3 mg/L以下）、F2（釋放量平均值在0.5 mg/L以下，爲醫療使用等級）、F3（釋放量平均值在1.5 mg/L以下，也就是甲醛含量最基本、最低安全標準）等級，因此依據所選用的板材不同，甲醛的釋放週期可能從十五個月至三年、五年，甚至十五年都有，板材結構愈複雜、品質愈差，就需要更多時間才能將甲醛完全揮發。

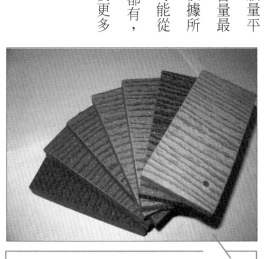

家家戶戶幾乎都會有的人造板材

甲醛對身體健康的危害

甲醛在環保署毒性化學物質列管中，被列爲第二類：有致腫瘤、生育能力受損、畸胎、遺傳因子突變或其他慢性疾病等作用的毒性化學物質；以及第三類：化學物質經暴露，將立即危害人體健康或生物生命者的毒性化學物質。

急性中毒

一般而言，急性中毒多發生在工作環境中，且以吸入性暴露爲主。由於甲醛容易與體內大分子反應，所以吸入後主要分布在鼻腔、口腔黏膜與大小氣管等上呼吸道部位，然後經由呼吸與尿液排出體外。因此，急性大量吸入時，可能會刺激氣管黏膜而出現發炎、水腫等症狀，進而引發氣管痙攣呼吸困難，更嚴重時也可能造成肺水腫、肺炎，甚至死亡。皮膚接觸，常見紅、腫、癢等症狀，嚴重時還可能會出現水泡。過敏體質的人，也可能產生過敏性皮膚炎。其他的急性中毒症狀，則是會出現頭暈、運動失調、

甲醛對人體健康的危害

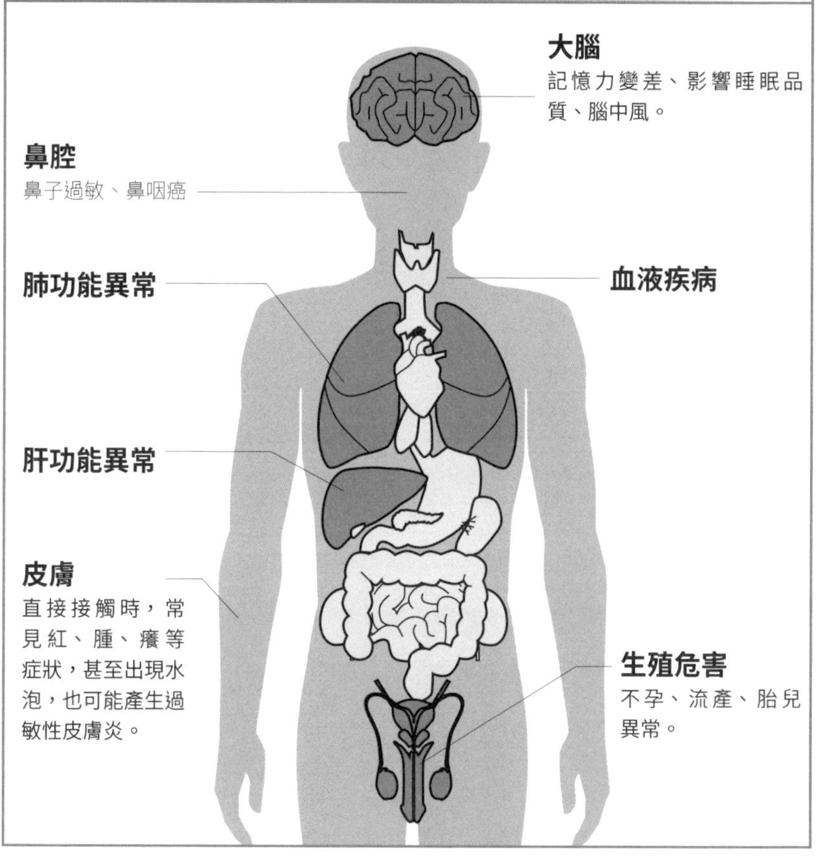

大腦
記憶力變差、影響睡眠品質、腦中風。
鼻腔
鼻子過敏、鼻咽癌
肺功能異常
血液疾病
肝功能異常
皮膚
直接接觸時，常見紅、腫、癢等症狀，甚至出現水泡，也可能產生過敏性皮膚炎。
生殖危害
不孕、流產、胎兒異常。

昏睡等，更嚴重者可能導致昏迷。

癌症風險

在癌症風險上，大鼠的動物實驗證明甲醛具有致癌性。而世界衛生組織也公告甲醛爲一級致癌物，確定是致癌和致畸胎物質。根據美國國家癌症研究所一項針對超過二萬五千名勞工所進行的大規模世代研究，發現勞工暴露甲醛的濃度愈高，罹患白血病的相對危險性也隨之增加。在財團法人職業災害預防及重建中心所列示的服務個案中，一名勞工在製造業工作持續暴露甲醛五年後，確診罹患白血病。有研究顯示，最短暴露期間六個月，長則超過十年，都是發生癌症的誘導期。可見，長期甲醛暴露確實有致癌風險。

食入性中毒

食入性的甲醛中毒，大多數不是因直接接觸甲醛而發生，而是誤食，例如因為喝到劣酒（摻雜工業酒精）中的甲醇所致。甲醇進入人體內經過代謝會氧化為甲醛，然後再轉化為甲酸，並因代謝緩慢導致酸中毒，從而可能導致失明、肝病，甚至死亡。另一種誤食，則是食品添加甲醛而引發，如上述的蘿蔔乾，而國外曾經被汙染的食物包括義大利麵、鹹魚、豆腐、雞肉、水果和高麗菜。

但若刻意喝下甲醛水溶液，則會腐蝕消化道黏膜，並導致消化道出血或穿孔，飲食者會出現噁心、嘔吐、腹痛等症狀。高濃度甲醛經由消化道吸收後，可能造成全身性的危害，例如中樞神經毒性症狀、代謝性酸中毒、肝腎毒性等，嚴重者還會造成死亡。

影響胎兒成長

此外，也有研究指出甲醛會穿透胎盤進入胎兒體內，導致胎兒異常或低出生體重；而室內每立方公尺甲醛含量超過 0.06-0.07 mg/m^3，就可能引發兒童輕微氣喘、損害記憶力、注意力和睡眠。長期且過量的甲醛暴露，對於抵抗力較弱的孕婦、胎兒及兒童有一定的毒性作用，實在不可輕忽。

▼如何減少家中甲醛暴露風險？

目前並沒有任何方法能夠一次就將甲醛完全去除乾淨，既然甲醛無法徹底清除，那麼要如何避免甲醛的危害呢？

☑保持室內通風

首先最重要的，就是隨時保持室內通風。讓室內空氣流通順暢，可以排除附著在物體表面與游離在空氣中的甲醛。有研究顯示，僅是開窗十分鐘，室內的甲醛濃度就可降低70-90%。因此，剛裝修完成的房子，建議不要馬上入住，可開窗通風一些時日，讓甲醛揮發掉部分再入住。

☑採取預防措施

其次，就是預防措施。前文已提到有些家具建材其甲醛釋放週期可達十多年之久，因此盡量選擇環保及較好材質的家具，例如低逸散、低汙染、低臭氣的健康綠建材，並檢查所使用的家具板材截斷面是否封合完整，這些都可減少甲醛逸散出來。

因爲甲醛也會被使用在衣物上，因此新購買的新衣服，尤其牛仔褲、防縐防縮的衣褲，或免燙襯衫等，穿之前盡量都先清洗過再穿，或者至少吊掛在通風處晾曬幾天，多少可以去除衣服上部分的有害物質。選購衣物時，盡量選擇純棉、麻質，以及純色、淺色、素色等沒有額外印染的衣服，可減少染料物質接觸的機率。

購買有「環保標章」的家用清潔劑，或是使用天然清潔劑來取代化工合成產品。芳香劑、電蚊香、髮膠也可能含有甲醛，應盡量減少使用。

☑ 放置室內盆栽效果有限

另外，網傳可用活性碳吸附甲醛、在室內放置植物盆栽可降解甲醛，或是在室內放置鳳梨、橘子

購買有環保標章的生活產品

綠建材標章　　環保標章　　第二類環保標章

皮、柚子皮、咖啡渣、茶葉等能夠去除甲醛味道。事實上這些方法不是效果有限，就是根本無效。例如活性碳的應用空間非常小，植物吸附與淨化甲醛的效果同樣有限，而使用果皮等驅除甲醛更是一點效果也沒有，充其量能覆蓋過甲醛味道，但空氣中甲醛的含量並不會因此減少。

毒理專家怎麼做？

Q 消費者能如何處理食材，以應對潛存的甲醛？在購買時，如何辨別食材是否有以甲醛防腐？有些蔬果含有微量的甲醛（比如水梨、蔥），食用這些「天然甲醛」能夠解毒「添加物甲醛」嗎？

A

消費者避免購買受甲醛汙染食品的策略，可以從下列幾個方面著手：

- 購買來源：盡量從信譽好、有合法營業執照的商家或超市購買食物，避免購買來源不明的產品。
- 觀察外觀：甲醛處理過的食物可能看起來異常鮮亮，魚鱗難以剝落，肉質異常堅硬。
- 聞氣味：甲醛有刺激性的氣味，如果食物有不自然的化學氣味，應該避免購買。
- 適當處理：即便購買回家的食材可能含有甲醛，透過充分清洗和烹飪（尤其是高溫烹飪）可以降低甲醛含量，例如將食材在流動水下沖洗，用水浸泡一段時間後再進行烹飪。

天然蔬果中確實可能存有微量的甲醛，動植物透過新陳代謝和微生物的自然發酵作用都會微量生成，包括蔬菜、水果、海鮮、甲殼類動物和各種蘑菇，而自然發酵的食品，如啤酒，同樣也含有微量甲醛。而「天然甲醛」不能解毒「添加物甲醛」。

瘦肉精安全嗎？

萊克多巴胺

主要暴露源

食品殘留，目前尚無任何萊克多巴胺殘留所致中毒事件報告

二〇二〇年八月二十八日的下午三點半，蔡英文總統在總統府敞廳召開記者會，宣布二〇二一年一月起，開放含瘦肉精「萊克多巴胺」的美豬及三十月齡以上的美牛進口。

約一個星期後，九月七日，行政院農委會即正式公告「**乙型受體素（β-agonist）爲禁止國內製造、調劑、輸入、輸出、販賣或陳列之藥品；牛及豬於國外使用萊克多巴胺（Ractopamine），不在規範之列**」。隔年，含萊克多巴胺（瘦肉精）美豬便正式進入臺灣。

臺灣在二〇一二年就已開放進口含萊克多巴胺三十月齡以下的美牛，這次開放的是含有萊克多巴胺的美豬，以及飼養三十個月以上的美牛。因此公告一出，立刻引起社會各界的廣泛討論，以及對人體健康影響的輿論

沸騰。甚至在二〇二一年舉行「反美國萊豬」公投，並辦立公投辯論，正方以歐盟經驗說明萊劑安全性仍有疑慮，而反方則認為應用公開透明的科學分析結果讓民眾了解風險在哪裡。

事實上，是否開放美牛、美豬進口，一直是臺灣近十幾年來，即使政黨輪替，都必須面對的議題。不論是國民黨執政或是民進黨執政，互換位置後，立場也跟著對立，發動杯葛、聚集豬農舉標語、旗幟，向政府怒吼抗議。

美國是全球前三大肉豬輸出國之一，做為牛肉與豬肉產品的主要輸出國，在國際肉品市場上的競爭者眾，加上國際貿易自由化之下，面對競爭激烈的市場，在技術面上提升飼養效率、降低生產成本，並能達到理想的肉品品質，萊克多巴胺的研發與應用，對美國肉品產業來說，就是一項關鍵工具。

事實上，早在二〇〇七年，美國就已施壓要求開放含瘦肉精的美豬；至二〇一二年，當時的政府採取「牛豬分離」政策，允許含萊克多巴胺美牛進口，豬肉則未允許開放進口。此後美國的施壓依舊未曾停過，但隨著這幾年臺美雙方關係加溫，爲了美臺雙邊進一步的經貿合作，總統蔡英文終於在二〇二〇年八月二十八日，宣告將開放含萊克多巴胺的美豬。

要說萊克多巴胺不是食安問題，而是政治問題、貿易問題一點也不爲過。事實上，從扁、馬到蔡政府，執政黨所講的食安風險都是一樣的，因爲是同一批技術、專家去協助評估，農委會食藥署用的也是同一批專家，因此動物用藥的殘餘，從安全性、藥理、毒理、安定性、殘留量等都是一樣看待，更何況萊劑只是多種動物用藥殘餘肉類的其中一項。所以，政府首先應該要以科學爲基礎作風險溝通，否則同樣的問題依舊會爭吵不休。

既然開放萊豬、萊牛進口已成事實，也已經是進行中的事，我們應該著重在萊克多巴胺的食安面向來討論，認識什麼是瘦肉精、萊克多巴胺，以及對人體的健康究竟有什麼樣的影響？我們又該如何保障自己的飲食安全？這些都是更需要進一步思考的問題。

什麼是萊克多巴胺？

萊克多巴胺，是瘦肉精的一種。

而所謂「瘦肉精」，是「乙型受體素」（β受體促進劑）動物用藥的通俗名稱，屬於類交感神經興奮劑。用來添加在肉用動物飼料中，以抑制肉牛、肉豬的脂肪合成、堆積，並促進其增長瘦肉的藥物，所以被稱爲瘦肉精。瘦肉精也稱瘦體素，在臺灣早期另有「健健美」的俗稱。

這類乙型受體素動物用藥品約有二十多種，目前國家環境毒物研究中心可檢測出萊克多巴胺、克倫特羅、沙丁胺醇、特布他林、妥洛特羅、齊帕特羅、西馬特羅等七種常見瘦肉精。

以萊克多巴胺爲成分的瘦肉精，依使用的畜禽對象不同而有不同的商品名稱。使用於豬隻的商品名爲「培林」，用於牛隻的爲「歐多福斯」，用於火雞的則爲「湯瑪士」。

萊克多巴胺的作用

瘦肉精一開始是預定研發用來治療人類氣喘，不過療效不彰，沒有通過臨床試驗。但後來發現，添加在飼料中餵食動物，可促進其蛋白質合成且加速脂肪轉化分解，也就是可增加動物的肌肉、減少脂肪，因此後來被應用於動物用藥。

萊克多巴胺則是瘦肉精中最常見的一種，由美國禮來公司所開發，並在一九九九年經美國食品藥物管理局核准上市，商品名為培林。相較其他這類人工合成藥物，萊克多巴胺代謝快、毒性與副作用也較低，具有比較理想的屠體改善效果，因此成爲可應用在促進肉用動物生產，尤其是肉豬與肉牛產業的藥物。只要在肉豬上市前二十八天，於飼料中添加培林餵食，可活化豬隻體內β1和β2的交感神經受器，進而刺激肌肉細胞，增加瘦肉、降低脂肪，以及加快生長速度。對養豬業者而言，不僅降低了飼養成本、增加飼養效率，也提高了經濟效益，還可減少排泄物對環境的汙染。

目前已有美國、加拿大、澳洲、紐西蘭及巴西等二十六國允許萊克多

萊克多巴胺對人體健康的危害

萊克多巴胺可刺激肌肉生長，農民在牛和豬飼料中添加萊克多巴胺，以提高飼料效率和瘦肉率（減少肉中的脂肪），亦即可使用更少的飼料來增加動物的產肉量。

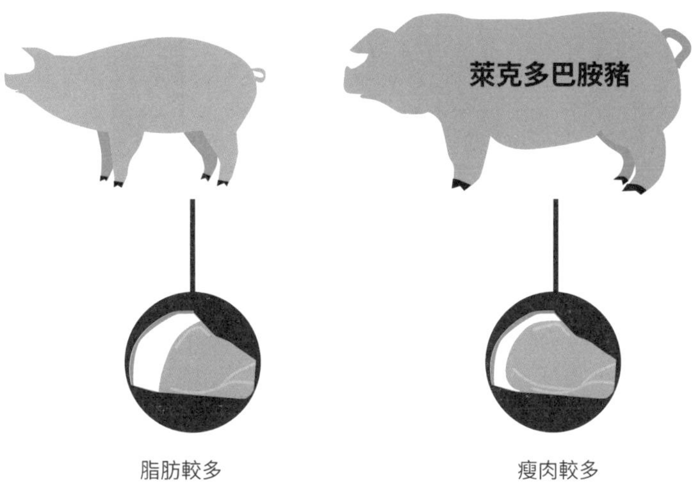

巴胺加入豬飼料；美國、加拿大、墨西哥及印尼允許加入牛飼料；美國及加拿大允許加入火雞飼料。但臺灣、歐盟及中國大陸則是禁用。

萊克多巴胺對人體的影響

有動物實驗顯示，瘦肉精會對心臟血管系統有不良的影響，但對於人食用含瘦肉精成分肉品，讓人信賴且具科學證明的健康評估，目前仍相當缺乏。

動物實驗發現餵食高劑量萊克多巴胺會讓豬隻腎上腺素升高，對環境壓力的敏感度提高，而出現強烈侵略性、攻擊性行為，甚至會咬人或互咬。在狗的研究上，除了有心律不整情況，解剖後也可發現心臟纖維化、心肌壞死等結果。

人類雖然也曾發生瘦肉精中毒事件，但主要是克倫特羅這類副作用較強的動物臨床用藥中毒，像是西班牙分別在一九八九至一九九〇、一九九二年發生的因食用殘留克倫特羅瘦肉精的牛肝，而引起中毒的案

萊克多巴胺超標對人體健康的影響

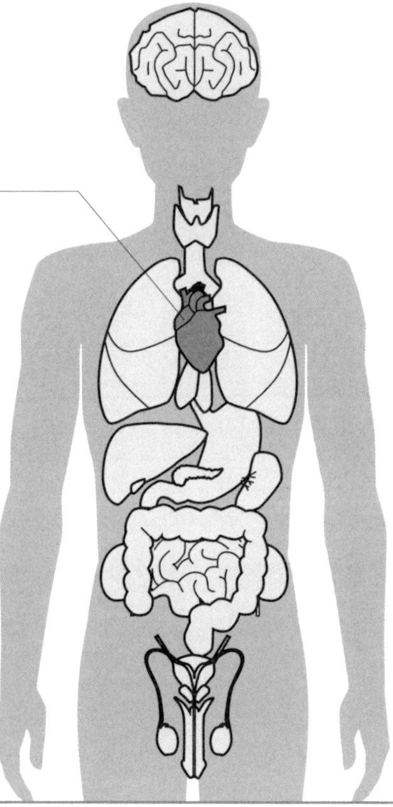

心臟

萊克多巴胺食用超標可能影響心血管功能，出現心悸、心跳加快、血壓升高等症狀。

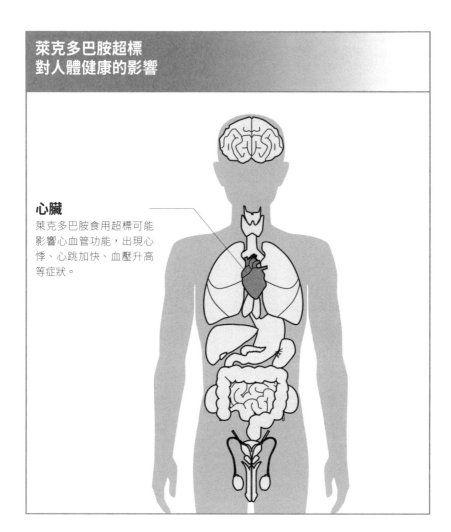

例；一九九〇年，法國出現同樣食用牛肝而導致中毒的事件；二〇〇六年，在中國上海市發生民眾因食用殘留克倫特羅豬內臟及豬肉導致中毒的事件。在這些中毒事件中，大多數人出現心悸、肌肉顫抖、神經症狀、頭暈、頭痛、興奮、噁心、嘔吐、發熱、寒顫等症狀。

而在萊克多巴胺方面，綜合動物試驗及初步的人體試驗資料，認為萊克多巴胺在安全性上的最大疑慮，是對心血管功能的影響，不過動物間的實驗結果差異也很大。

萊克多巴胺在醫療上，具有血管與支氣管平滑肌擴張的作用，因此臨床上多用來治療氣喘、支氣管炎，或慢性阻塞性肺病或婦女安胎，但這類藥物使用過量也會導致心悸、心律不整、噁心、嘔吐、頭暈、肌肉顫抖、焦躁不安、心跳過速及血壓升高等副作用。但食品殘留和藥品副作用，是兩套不同的風險評估和監督管理機制，且藥物劑量與食物殘餘的劑量相差可達萬倍之多，所以無須過度恐慌。但平時已服用含這類成分藥品的民眾，若大量食用含有瘦肉精的肉品，可能會產生累加的作用，增加罹患心血管疾病的風險，而有食品安全上的疑慮。

萊克多巴胺的代謝速度快，攝入後的二十四小時內，就會約有85－90％經由尿液或排泄物排出體外，而在人類血漿中的半衰期則約四小時。無急性中毒致死的疑慮，也沒有明顯基因毒性。但萊克多巴胺加熱後不易被破壞且水溶性佳，即使經過烹煮，仍可能殘留在肉品及湯類料理中。

除了毒性，更要注意的是，超標不等於中毒，「暴露量」尤其重要。從次頁的補充資料可知，要「超標」必須每天吃六公斤肉品，且該肉品都10 ppb，吃一輩子才可能會超標，但超標和中毒仍有一段距離。

衛福部在二〇一九年，也曾委託國立成

人體對萊克多巴胺的代謝時間

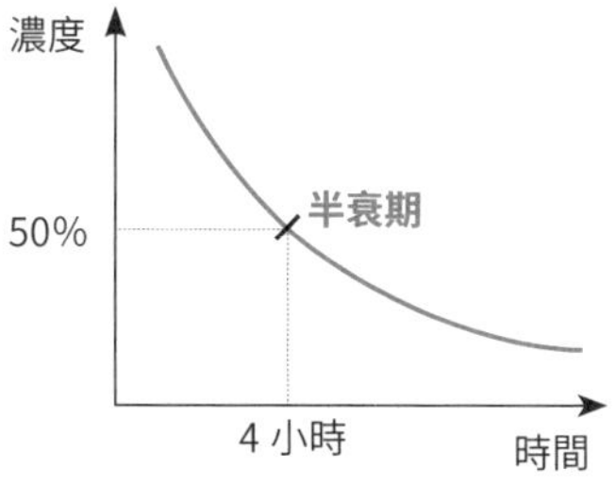

萊克多巴胺在人類血漿中的半衰期約四小時；其代謝速度快，攝入後的二十四小時內，約85-90% 會經由尿液或排泄物排出體外。

＊半衰期，藥物在體內的濃度降低至一半所需要的時間。

功大學對國人食用進口肉品暴露萊克多巴胺的安全性進行健康風險評估，該報告的評估結果顯示，依照目前臺灣各性別、各年齡層的一般民眾飲食習慣評估，萊克多巴胺的最高暴露劑量都在臺灣訂定的每日可接受安全攝取量的10%以下；坐月子期間的婦女，若每日食用一副腎臟及一副肝臟（實際上不會吃這麼多），暴露劑量也僅占可接受安全攝取量的89.9%，仍低於每日可接受安全攝取量，風險尚在可接受範圍內。

萊克多巴胺殘留標準

聯合國「國際食品法典委員會」在二一〇二年制訂了萊克多巴胺殘留標準，牛和豬的肌肉、脂肪殘留量是 10 ppb（十億分之一濃度），肝 40 ppb、腎 90 ppb，其他可食用部位則未規定標準（臺灣衛福部則是訂定 0.01 ppm）。

萊克多巴胺每日可接受安全攝取量（ADI）

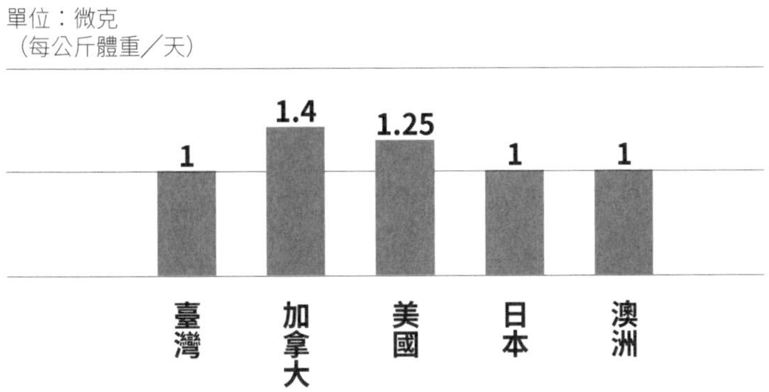

依據食品添加物聯合專家委員會（JECFA）人體試驗結果，如以單次攝入5毫克萊克多巴胺可能發生症狀的急性暴露條件，即一次吃500公斤含10 ppb萊克多巴胺的肉品才會導致心悸，但該等實驗條件係以高估風險的模擬狀態下進行，在現實情況中不可能發生。

依據ADI值的估算結果，如為75公斤成人（包括不同族群），每日需攝取達7.5公斤含10微克（µg）萊克多巴胺的肉品，50公斤成人，每日需攝取達5公斤，才會超過可接受的安全攝取量。

根據董氏基金會統計，國人每個月平均食用豬肉量達到三公斤，正因爲國人豬肉的食用量之大，不免有人會擔心因常吃豬肉而吃進過多的萊克多巴胺。

豬肉產地標示

對於對進口豬有疑慮的民衆，衛生福利部食品藥物管理署在修正「動物用藥殘留標準」的同時，還公告三項豬肉產地標示法規：「直接供應飲食場所」（如餐廳、速食業、夜市、小吃、美食街等）、「包裝食品」（如量販店、大賣場、超市、便利商店等）以及「散裝豬肉」（如傳統市場）都需標明豬肉產地，於二〇二一年元旦生效。除了上述超市架上的肉品、傳統市場豬肉，小吃攤、加工品貢丸、水餃等也必須標示，讓民衆清楚肉品來源。

在萊豬進口方面，則是實施赴美查廠、新增貨號、逐批查驗、清楚標示、嚴格稽查等五大管理措施來爲民衆把關。

肉品安全認證

民眾在選購肉品時，由於無法由外觀來判斷肉品是否含有萊克多巴胺等瘦肉精，建議選擇信譽良好的商家，購買有安全認證的肉品，不要購買來源不明的肉品。也可以透店家所標示的標章，來清楚地識別是臺灣豬肉還是進口豬肉。農委會的標章需經申請、審查、認證，符合可溯源的條件才會獲得標章。衛福部的標章，則提供店家自主標示，由攤商自行下載使用。

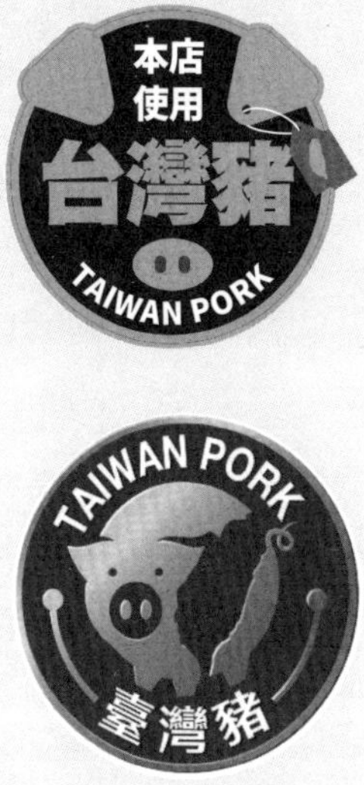

上圖為衛福部提供的「台灣豬」貼紙，下圖為需經農委會認證的「臺灣豬」標章。

（圖片來源：衛福部、農委會）

內臟殘留量較高

農委會在發出的新聞稿中強調：「並沒有科學證據證明飼料添加萊克多巴胺的肉品對人體有害。」到目前爲止，確實也還沒有一些萊克多巴胺相關危害健康的報告出現。但是，「是藥三分毒」，「劑量決定毒性」。

萊克多巴胺對人體的危害程度，還是跟「劑量」有關係。量大時還是可能造成人體傷害，但人畢竟不是直接吃飼料，而是吃可能殘留少量萊克多巴胺的肉品。人吃到肉品上可能殘留的少量萊克多巴胺，在安全範圍內對健康不會有影響，但如果是內臟就要注意。萊克多巴胺之所以會被列爲禁藥，其原因在於：在停藥十二個小時後，動物的肺、胃及腸的殘留量還是很高，而國人有食用胃、腸、心、肺等內臟習慣，相對潛在風險高。

萊克多巴胺對人體要產生毒理反應，時間跟劑量是最大的因素，因此避免過度攝取含萊克多巴胺的肉品，並且在日常生活中多攝食天然、健康食品，不僅可讓肝臟功能代謝快，也可保障飲食安全。

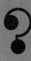

Q

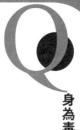

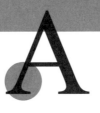

身為毒理專家，會（願意）吃美牛或美豬嗎？

A

劑量決定毒性！對於是否食用美牛或美豬，我認為最重要的是了解食品的來源和安全性，以及個人的健康狀況和飲食偏好，雖然認為萊克多巴胺在毒理上無須擔心，然而考慮到心律不整等敏感族群，那麼就應該讓民眾有選擇的權利、選擇的方法。

鼓勵大家在有足夠的資訊和了解潛在風險的基礎上，做出自己的飲食決策。

食品界的SARS事件
塑化劑

主要暴露源
大部分來自飲食攝入，脂肪含量高的食物如肉類、魚類、乳製品，通常含有較高濃度的塑化劑

二〇一一年，臺灣爆發了一起被前國衛院院長伍焜玉形容爲「史上最大規模的塑化劑危害」、臺大公衛學院教授喻爲「食品界的SARS事件」的重大食安事件。這場塑化劑汙染事件不僅因大量直接添加至食品中而引人注意，而且導致臺灣超過千種產品下架，其影響範圍更擴散至美國、英國、中國大陸、香港、中東及東南亞等地。這場事件在毒物學教材中被列爲典型案例，提醒後世防範類似情況發生。

事件的起點源自一位女性技術人員的偶然發現。二〇一一年，當時的衛生署食品藥物管理局（二〇一三年升格爲衛生福利部食品藥物管理署）正執行一個專案，以查處假冒藥品。在檢測某減肥益生菌粉末中是否摻有非法藥物時，她發現了異常的波峰，這驅使她深入調查並意外揭露了食品

中不應存在的塑化劑DEHP。

隨後的調查揭露了國內香料業者在合法的起雲劑中非法添加工業塑化劑。從供應鏈追蹤發現，超過四百家下游廠商使用了這種有毒的起雲劑，結果使得市面上流通著上千種被汙染的產品，其中九種產品甚至獲得了食品GMP認證。爲此，衛生署要求所有生產潛在受汙染食品的廠商提供不含塑化劑的證明，方能將產品上市銷售。

令人震驚的是，這並非一次偶發事件，而是一個長達三十年的行爲，先前使用DNOP（鄰苯二甲酸二辛酯），直至它在二〇〇六年被列爲高毒性化學物質後，才改用DEHP。因此，在此事件爆發前，我們可能已經無意中消費了許多含塑化劑的食品。

對塑化劑汙染事件的回應中，國衛院透過連續三次的健康調查評估來分析個體的塑化劑

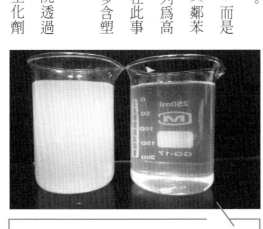

起雲劑所產生的乳化效果

暴露量，並對高暴露群體進行長期追蹤研究。研究發現兒童的塑化劑總暴露量隨年齡增長而增加，顯示塑化劑的風險不僅來自非法添加，也來自環境、食品及生活習慣等因素。

在我們生活的每個角落都可見塑膠產品，醫學研究也顯示，人體的許多器官、血液中均可檢測到塑化劑成分。這次事件不僅凸顯了食品安全監管的重要性，也強調了公衆健康與環境之間緊密的連繫。

★★★

什麼是塑化劑？

塑化劑，或稱爲增塑劑、可塑劑，是多種化合物的統稱，舉凡可增加材料柔軟性或使材料液化的添加劑，皆可歸類爲塑化劑。例如樟腦就是最早期的塑化劑，一八七〇年左右化學家將一定聚合度的硝酸纖維素加入樟腦、酒精，經過高壓加熱製成了性質堅硬、富彈性的賽璐珞。樟腦在這當中，就是使硝酸纖維素變得容易加工塑形且性能柔韌的塑化劑。二十世紀初，鄰苯二甲酸酯取代了易揮發且有氣味的樟腦，被大量研發與應用。至一九三〇年代，因萬用材料聚氯乙烯（PVC）塑膠製品的大量生產與廣泛應用，鄰苯二甲酸酯類化合物成爲百餘種塑化劑中，使用得最普遍、品種最多、產量最大的主要塑化劑。

第一、第二類毒化物的鄰苯二甲酸酯類塑化劑與用途

鄰苯二甲酸酯類塑化劑多爲無色、透明的液體，在水中溶解度很小，但易溶於多數有機溶劑中，黏度中等、穩定性高、揮發性低，且容易取得與成本低廉。

而因毒理特性明確，已被環保署公告爲列管第一類及第二類毒化物的常見鄰苯二甲酸酯類塑化劑有：DEHP、DNOP、BBP、DINP、DIDP、DEP、DIBP、DMP、DBP 等九種。

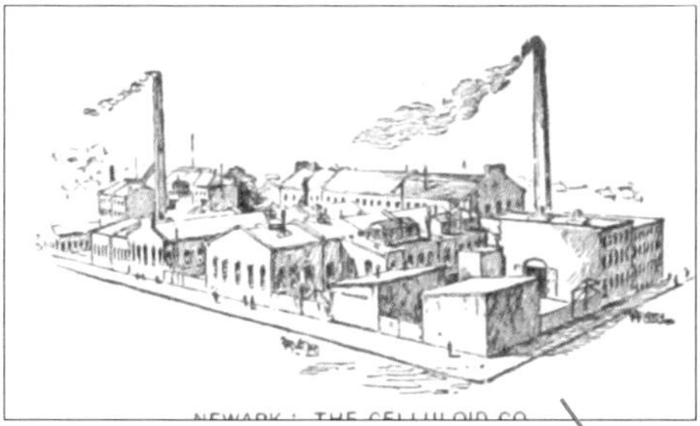

約一八九〇年，紐澤西州紐瓦克，賽璐珞公司的工業生產中心

常見鄰苯二甲酸酯類塑化劑

DEHP　鄰苯二甲酸二（2- 乙基己基）酯

列屬：第一類毒性化學物質、第二類毒性化學物質。

物質狀態、氣味：無色至黃色油狀液體，輕微氣味。

主要用途：塑膠的塑化劑，廣泛應用於聚氯乙烯製品、氯乙烯共聚物、纖維樹脂的加工製 造薄膜、人造革、電線和電纜包皮，例如汽車座椅、汽車內裝、雨衣、奶嘴、玩具等產品，以及輸血袋等醫療器材。

DNOP　鄰苯二甲酸二正辛酯，或簡稱 DOP

列屬：第一類毒性化學物質。

物質狀態、氣味：油狀、透明淡色無味液體，沒有氣味。

主要用途：許多樹脂和彈性體的塑化劑，例如地板膠、聚乙烯磁磚、帆布。

BBP　鄰苯二甲酸丁基苯甲酯

列屬：第一類毒性化學物質、第二類毒性化學物質。

物質狀態、氣味：澄清液體，鬱悶味。

主要用途：聚氯乙烯、纖維素樹脂、天然橡膠和合成橡膠的塑化劑，例如聚乙烯地板、建材、地毯、人造皮革、防水布、汽車用品、密封條、黏著劑。

DINP　鄰苯二甲酸二異壬酯

列屬：第一類毒性化學物質。

物質狀態、氣味：微黏稠油狀液體，輕微刺激性芳香味。

主要用途：低揮發性的塑化劑、黏合劑、塑料溶膠、硝化纖維漆塗料，以及諸如乙烯樹脂游泳池、家具及汽車內裝的乙烯樹脂座椅、外套、雨衣、靴子等塑化產品。

DIDP　鄰苯二甲酸二異癸酯

列屬：第一類毒性化學物質。

物質狀態、氣味：透明液體，輕微氣味。

主要用途：聚氯乙烯的通用塑化劑，尤其在聚氯乙烯電線及電纜應用上較佳的塑化劑，以及乙烯樹脂游泳池、家具及汽車乙烯樹脂內裝、外套、雨衣、靴子等塑化產品。

DEP 鄰苯二甲酸二乙酯

列屬：第一類毒性化學物質。

物質狀態、氣味：無色至水白色油狀液體，無味或微芳香味。

主要用途：硝化纖維素、醋酸纖維素的溶劑；固體火箭推進劑的塑化劑；潤濕劑；酒精變性劑；樟腦取代物；噴霧殺蟲劑；防蚊劑；以及香水、化妝品、保養品、沐浴用品、藥（物）品、非食用香精等用品的製造。

DIBP 鄰苯二甲酸二異丁酯

列屬：第一類毒性化學物質、第二類毒性化學物質。

物質狀態、氣味：無色澄清黏性液體，無味。

主要用途：聚氯乙烯增塑劑，廣泛用於塑膠、橡膠、油漆及潤滑油、乳化劑、紙漿、紙板、接著劑、黏度調整劑等工業。

DMP 鄰苯二甲酸二甲酯

列屬：第一類毒性化學物質。

物質狀態、氣味：無色油狀液體或淡黃色晶體，輕微芳香族味。

主要用途：硝基纖維素及醋酸纖維素、樹脂、橡膠等的塑化劑；固態火箭推進劑；塑膠；橡膠；鍍膜劑；安全玻璃；模型塑造粉；驅蟲劑；真漆；以及溶劑、個人護理用品、護理用品、油墨等。

DBP 鄰苯二甲酸二丁酯

列屬：第一類毒性化學物質、第二類毒性化學物質。

物質狀態、氣味：無色至微黃色，油狀、黏稠性液體，無味或淡芳香族醚類味道。

主要用途：硝基纖維素漆、彈性體、爆炸物、指甲膏和固體火箭推進劑的塑化劑；芳香油溶劑；香料固定劑；織物潤滑劑；安全玻璃；殺蟲劑；印刷墨；紙張塗層；乳膠黏合劑；織物防蟲劑；食品包裝。

這當中的 **DEHP** 鄰苯二甲酸二（2-乙基己基）酯，就是二〇一一年塑化劑汙染事件中的主要汙染化學物質。不過，衛生局在追查時，還發現一家香料公司將另一種塑化劑 **DINP**，違法加入起雲劑中販售。

毒性化學物質的分類及定義：

- 第一類毒性化學物質（難分解物質）：化學物質在環境中不易分解或因生物蓄積、生物濃縮、生物轉化等作用，致汙染環境或危害人體健康者。
- 第二類毒性化學物質（慢毒性物質）：化學物質有致腫瘤、生育能力受損、畸胎、遺傳因子突變或其他慢性疾病等作用者。
- 第三類毒性化學物質（急毒性物質）：化學物質經暴露，將立即危害人體健康或生物生命者。
- 第四類毒性化學物質：化學物質具有內分泌干擾素特性或有汙染環境、危害人體健康者。

塑化劑暴露途徑

從九種鄰苯二甲酸酯類塑化劑所列示的用途，就可知道我們身邊充斥著塑化劑，不論是飲食、個人護理用品、化妝品、保養品、醫療行爲，甚至連藥品都會暴露其中。暴露途徑基本上分爲三種：飲食攝入、皮膚接觸、吸入。

根據學術單位的研究顯示，人體塑化劑的暴露量約有六至八成來自飲食攝入。由於高分子量鄰苯二甲酸酯塑化劑具親脂性，因此肉類、魚類及乳製品等脂肪含量高的食物中，通常含有較高濃度的塑化劑。研究也證實，鄰苯二甲酸酯塑化劑可透過食品生產過程中所使用的 PVC 管，或是包裝食品的保鮮膜、手套、食品包裝紙等，遷移至食品中。另外，除了油脂可能會使塑化劑釋出，使用塑膠袋裝熱食、酸性物質（如果汁、可樂），也會讓食物有不同程度的塑化劑汙染。

皮膚接觸的部分，由於鄰苯二甲酸酯塑化劑也被作爲精油、乳液、香

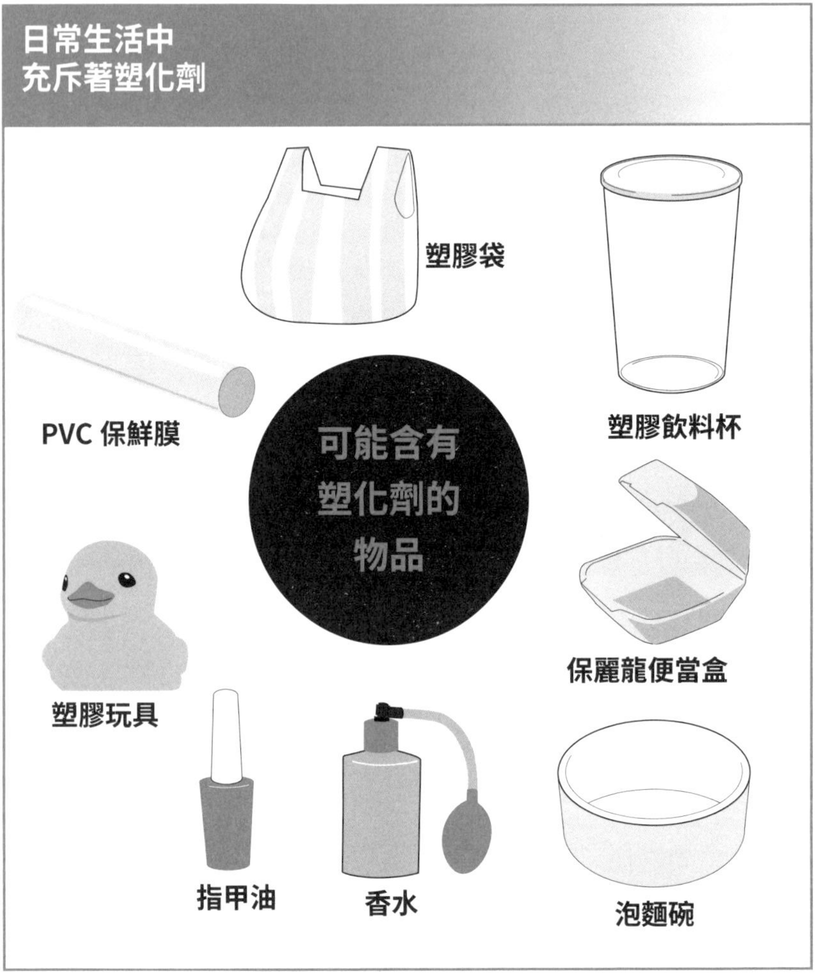
日常生活中
充斥著塑化劑
塑膠袋
PVC 保鮮膜
可能含有
塑化劑的
物品
塑膠飲料杯
保麗龍便當盒
塑膠玩具
指甲油
香水
泡麵碗

水、化妝品、唇膏、保養品等個人護理用品的定香劑，可防止香料成分快速揮發，讓香味持久，皮膚長期直接接觸下，塑化劑更容易被人體吸收。

而在吸入方面，像是聚氯乙烯塑膠製的浴簾、淋浴噴頭、橡膠鴨、雨衣，以及香水、指甲油、髮膠等產品所揮發出來的鄰苯二甲酸酯塑化劑，甚至連吸附或沉積在灰塵中的塑化劑，都可經由呼吸而進入人體。

除了上述三種，醫療行爲與藥品也接觸得到塑化劑，像是醫材上的塑化劑隨著洗腎、輸血、打點滴等，而或多或少的進入人體。雖然目前臺灣並未強制醫院對敏感族群禁用 **DEHP** 塑化醫療用品，但對含塑化劑聚氯乙烯材質醫療器材制定了相關管理規定。同時，一般民衆也並非經常接觸這些醫療器材，所以可不用過度恐慌。

衛生署已公告塑化劑 **DEHP** 溶出限量標準，食品包裝容器爲 1.5 ppm 以下，食品則完全禁止添加及檢出。

塑化劑暴露對人體健康的影響

塑化劑已知是一種會干擾生物體內分泌的外因性化學物質，也就是會僞裝成荷爾蒙促進或抑制細胞代謝反應，而使諸如腦下垂體、甲狀腺、腎上腺、卵巢、睪丸等內分泌器官出現異常，進而影響人體的生長、發育、體內平衡，以及生殖器官功能，甚至危及後代的健康。

研究調查指出，相較於成人，體重較輕的胎兒或幼童暴露在較高濃度的塑化劑時，更容易受到化學物質危害，因此孕婦與嬰幼兒是容易受塑化劑影響的族群。孕婦塑化劑暴露後，會透過胎盤進入胎兒體內，不僅影響胎兒成長，也會持續影響出生後嬰幼兒時期的發育狀況，可能出現神經行爲障礙與較低智商。另有研究指出，兒童的肥胖、氣喘及過敏，塑化劑暴露也可能是過敏源之一。

此外，因塑化劑具生殖毒性，在兒童時期會影響女童子宮、卵巢與男童生殖器官的生長發育。女性成人易提高子宮內膜異位症、平滑肌瘤、

較高濃度塑化劑暴露對人體健康的影響

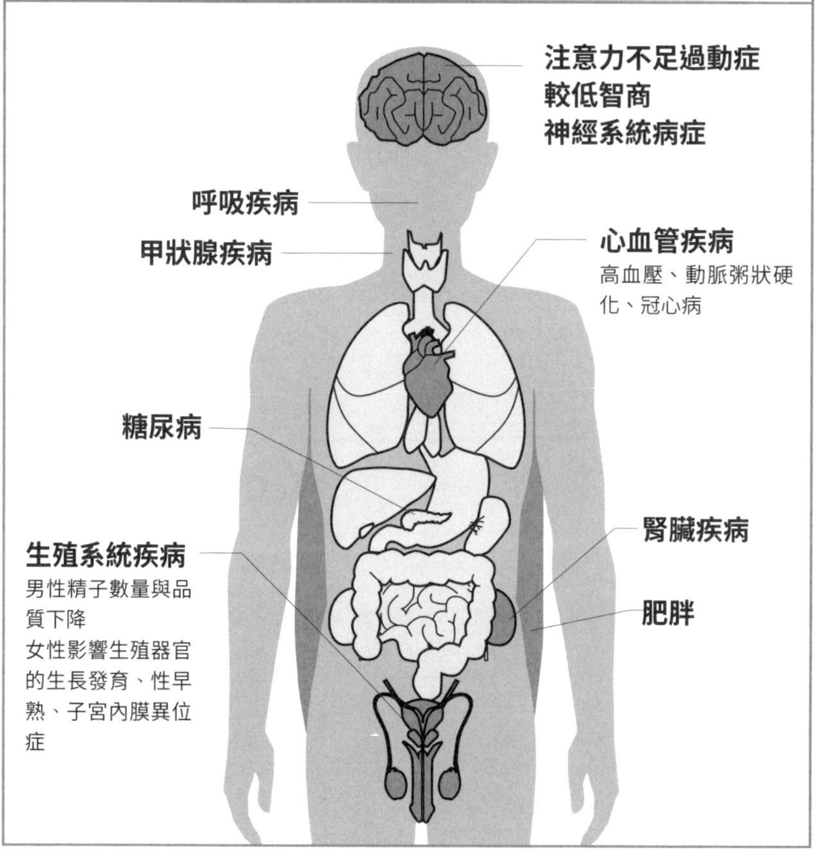

乳腺癌、第二型糖尿病與妊娠高血壓的罹病風險；男性成人則會抑制睪固酮分泌，損害精子的成熟度、數量與活動性，進而導致男性不孕的生育問題。

鄰苯二甲酸酯塑化劑的半衰期通常很短，人體實驗研究顯示 **DEHP** 進入人體後，在十二至二十四小時內約有一半的量可快速代謝隨著尿液排出體外，而在二十四至四十八小時內絕大部分代謝物會隨著尿液或糞便排出體外。**DINP** 則是在七十二小時內有85％經由糞便或尿液排出。因此，只要不是高濃度攝食或接觸，並不會有立即的安全問題，但若生活中有經常性的塑化劑暴露，還是要多加注意。

▼塑毒無所不在，如何遠離？

當然，並非暴露在塑化劑中，就絕對有問題，「暴露量」以及「安全風險評估」才是更需要關心的重點。必須承認的事實是，我們的生活中充滿了塑膠製品，避無可避，因此我們所能做的就是多注意相關資訊、了解細節，才能盡量減少有毒物質對我們的影響與危害。

既然塑毒難以避免，但可以養成生活習慣來遠離。下列是衛生署廣爲宣傳的「5少5多」減塑撇步，教導民衆如何盡量減少日常生活中的塑化劑暴露：

5少減塑撇步

1少塑膠：

- 少喝市售塑膠杯裝的飲料，盡量使用不鏽鋼杯或馬克杯。
- 少用塑膠袋、塑膠容器、塑膠膜盛裝熱食或微波加熱；超商購買的便當若包裝有塑膠盒或薄膜，要避免高溫微波，或另以瓷器或玻璃器皿盛裝後再加熱。
- 少用保鮮膜進行微波或蒸煮，也不要用以包裝油性食物。
- 少讓兒童在塑膠巧拼地板上吃東西、玩耍、睡覺。
- 不給兒童未標示「不含塑化劑」的塑膠玩具、奶嘴。

2少香味：減少使用含香料的化妝品、保養品、個人衛生用品等，例如香水、香味較強的口紅、乳霜、指甲油、妊娠霜、洗髮精、香皂、洗衣劑、廚房衛浴之清潔用品等。

3少吃不必要的保健食品或藥品。

4少吃加工食品，例如：加工的果汁、果凍、零食，各種含人工餡料的蛋糕、點心、餅乾等。

5少吃動物脂肪、油脂類、內臟。

5多減塑撇步

6多洗手，尤其是吃東西前，洗掉手上所沾的塑化劑。

7多喝白開水，取代瓶裝飲料、市售冷飲或含糖飲料。

8多吃天然新鮮蔬果（已知可以加速塑化劑排出）。

9多運動，例如健走、跑步，加速新陳代謝。

10喝母乳，避免使用安撫奶嘴。

除此之外，前文提過在塑膠材料中添加塑化劑，是為了增加其柔軟度及延展性，塑化劑的種類高達上百種，而每一種的耐熱特性也不盡相同。因此，在使用塑膠製品之前，務必看清楚標示及使用說明，依照標示方式使用，如果出現嚴重磨損就應更換，以免在磨損或超過其耐熱點時釋出塑化劑，而在不知不覺中食入過多的塑化劑。次頁表是常見的塑膠材質標示及耐熱溫度，在購買挑選塑膠製品時，可以留意判斷之。

塑膠食品容器具材質分類 *

1 號：PET（聚乙烯對苯二甲酸酯）
低 危險等級 高

超商、超市飲料櫃上的寶特瓶類，耐熱溫度 60-85 °C。不重複使用、不耐高溫、不可微波。

2 號：HDPE（高密度聚乙烯）
低 危險等級 高

常見如沐浴乳、洗髮精、清潔劑等瓶子，耐熱溫度 90-110 °C。

3 號：PVC（聚氯乙烯）
低 危險等級 高

常見如筷子、塑膠袋、保鮮膜、雞蛋盒、雨衣、洗碗精瓶子等，耐熱溫度 60-80 °C，耐熱性較差，不適合盛裝熱食、飲料。

4 號：LDPE（低密度聚乙烯）
低 危險等級 高

常見如吸管（吸食常溫的飲品）、杯子、攪拌棒、水壺、紅白塑膠袋、保鮮膜等，耐熱溫度 70-90°C。

5 號：PP（聚丙烯）
低 危險等級 高

常見如熱飲料杯、布丁盒、紙餐盒、豆漿瓶、吸管（市面上最常見的材質），耐熱溫度 90-140°C，可微波。

6 號：PS（聚苯乙烯）
低 危險等級 高

常見如免洗餐盒、泡麵碗、盤、瓶罐、養樂多瓶、冰淇淋盒等，若是發泡聚苯乙烯即為所謂的「保麗龍」，耐熱溫度 70-90°C，耐熱，但不耐酒精、油性。不可微波。

7 號：OTHERS（其他類）
低 危險等級 高

不屬於上述六種塑膠的其他塑膠產品，都會歸於此類，如美耐皿、聚碳酸酯（PC）、聚乳酸（PLA）、ABS 樹脂、聚甲基丙烯酸甲酯（壓克力）等，諸如便利商店的冰沙杯，就是 PLA 再製應用的實例。

＊整理自衛生福利部食品藥物管理署塑膠食品容器具使用宣導。

毒理專家怎麼做？

Q

塑化劑與我們的日常生活可說是密切貼合，完全無法不接觸這些物品，是否每天可以攝取什麼飲食，來促進代謝塑化劑？

A

衛福部提出的「5少5多」減塑撇步，就是很好且正確的日常自我保健：

5少：少塑膠；少香味；少吃不必要的保健食品或藥品；少吃加工食品；少吃動物脂肪、油脂類、內臟。

5多：多洗手；多喝白開水；多吃天然新鮮蔬果（已知可以加速塑化劑排出）；多運動，可加速新陳代謝；喝母乳，避免使用安撫奶嘴。

毒奶粉事件

三聚氰胺

主要暴露源

主要來自食物，如受汙染奶粉、相關奶製品，環境汙染源則是美耐皿餐具的使用

三聚氰胺，是一種化工原料，竟然悄悄滲透到我們的日常生活之中，甚至影響到最無辜的生命。回想二〇〇四年和二〇〇七年，臺灣與美國的寵物因為食物中含有這種化工原料，而造成致命的腎衰竭，這已經足夠震驚了。但是，二〇〇八年的三鹿奶粉事件，卻把全球的目光牢牢鎖定在了食品安全這一話題上。

二〇〇八年的盛夏，甘肅省一個不到一歲的嬰兒，因爲神祕的症狀被迫進入醫院的急診室，而後他的雙胞胎兄弟也出現了同樣的狀況。兩個月大的嬰兒竟然患上腎結石，這令人震驚的現象讓當時的醫師無法忘懷。這對雙胞胎的案例，不僅揭開了三鹿毒奶粉事件的序幕，更成爲了全國關注的焦點。

然而，這個事件在初期並沒有得到應有的重視。有一位浙江的父親，當他察覺到女兒飲用三鹿奶粉後出現不適，他的投訴卻未被當局正視。而三鹿集團捐贈的奶粉進入汶川大地震的災區，這位父親的憤怒在網路上引發了共鳴，但終究還是被新的奶粉和沉默所掩蓋。

事情在那對雙胞胎的案例被重新關注後有了轉機。一名泌尿科醫師的堅持，讓他從無數嬰兒的病床邊汲取了力量，決心揭露眞相。在他和媒體以及其他醫學專家的共同努力下，這起事件終於震動了政府，三鹿奶粉中的三聚氰胺汙染問題終於被揭露於世人眼前。

一場關於信任、責任和透明度的戰爭悄然開始，從嬰兒的病床到政府的廳堂，每一個環節都關乎著無數生命的安全。這不僅是一場公共健康的危機，更是一次對人性良知的考驗。

★★★

什麼是三聚氰胺？

三聚氰胺，一種白色固體結晶，幾乎無氣味的三嗪類含氮雜環有機化合物，含氮66%。最早是在一八三四年，由德國化學家李比希所合成，可微溶於水，以及可微溶於熱酒精、乙二醇、甘油、吡啶，但不溶於乙醚、苯、四氯化碳。另有密胺、氰尿醯胺、三聚醯胺、蛋白精等俗稱。

三聚氰胺除了是某些農藥和化肥的原料及代謝產物，也是常被使用的化工原料，最主要用途

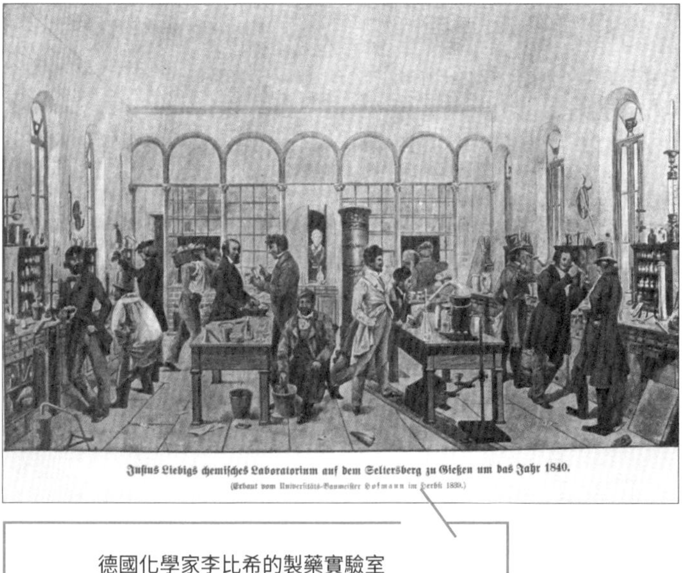
Justus Liebigs chemisches Laboratorium auf dem Seltersberg zu Gießen um das Jahr 1840.
(Erbaut vom Universitäts-Baumeister Hofmann im Herbst 1839.)

德國化學家李比希的製藥實驗室

是與甲醛聚合製成三聚氰胺—甲醛樹酯，俗稱美耐皿（Melamine的音譯）。其具有不易燃，以及耐熱、耐水、耐老化、耐電弧、耐化學腐蝕、有良好的光澤度與機械強度、硬度高等特性，廣泛應用在裝飾家具用面板、黏著劑、熱固性塗料、造紙、紡織，以及美耐皿餐具等行業。

三聚氰胺的暴露途徑

人類暴露三聚氰胺的途徑，最主要還是來自食物與環境。

如前所述，三聚氰胺是用來製作美耐皿餐具的工業塑膠原料，除非是人爲蓄意添加於食物中，它不可以拿來做爲食品添加物使用。二〇〇八年中國大陸所爆發的三聚氰胺毒奶粉事件，就是不肖業者先是在三鹿奶粉原料乳中摻水偷工減料，爲提高摻水後所致乳中下降的蛋白質含量，人爲蓄意地在原料乳中添加三聚氰胺，來虛增專門用來檢驗蛋白質含量的凱氏定氮法的檢測值，以通過國家規定的嬰兒配方奶粉成分標準。也因此，奶粉成了嬰幼兒最大的暴露來源，相關奶製品則是成人食品方面的暴露來源。

除了人爲蓄意添加三聚氰胺的食品汙染，喜愛使用堅固耐摔的美耐皿餐具，則是一般人在日常生活中的主要暴露源。研究實驗已證明劣質美耐皿餐具遇熱（超過四十度）、遇酸會溶出三聚氰胺，溫度愈高、接觸時間愈久，其溶出濃度就愈高。

此外，環丙氨嗪等高效殺蟲劑會在動植物體內代謝成三聚氰胺，以及動物飼料的餵食也會造成動物體內殘留，經由食物鏈而進入人體內。世界衛生組織及聯合國糧農組織在三聚氰胺的毒理學專家會議中，指出三聚氰胺會從飼料中轉移到動物組織（包括魚蝦）、牛奶和蛋。顯見，即使三聚氰胺汙染的是動物飼料，仍應進行適當的監測，以維護人畜的健康。

另一需注意的是食品製程中的殘留。依據國際風險評估報告顯示，食品的材料及殺菌製程罐頭包裝塗料，也會造成接觸的食品有低劑量的三聚氰胺汙染。

三聚氰胺的可能人為汙染途徑

人為添加所致三聚氰胺汙染的可能途徑：液態乳用於生產嬰兒配方奶、液態乳製品和奶粉，以及含有牛奶成分的加工食品；導致牛奶、雞蛋和潛在肉類汙染的動物飼料；奶精和蛋白粉，導致即溶非乳製品飲料產品汙染；用於生產多種加工食品的碳酸氫胺。

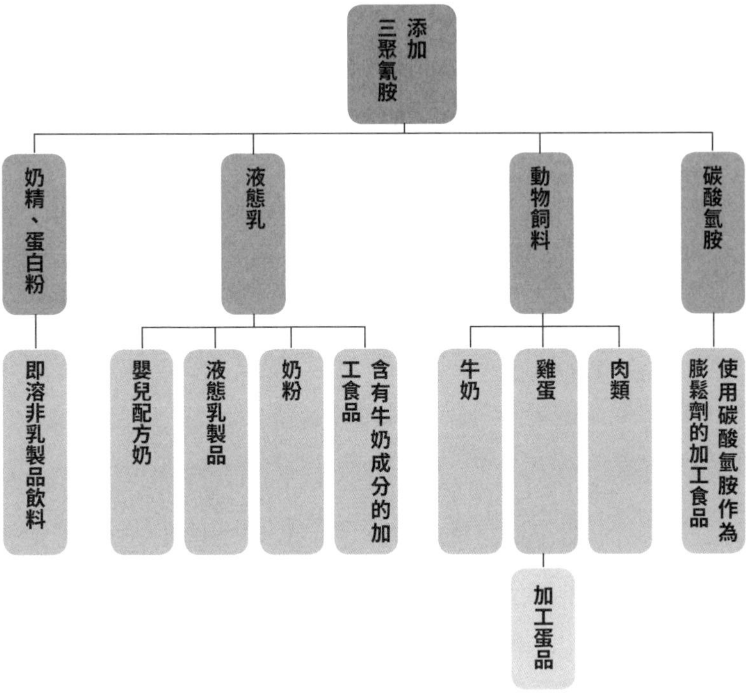

三聚氰胺對人體健康的危害

動物實驗研究顯示，三聚氰胺屬低急毒性物質，但長期餵食實驗鼠高劑量三聚氰胺，其膀胱會生成結石，並因結石的刺激而提高了膀胱、尿道的致癌風險。在食用受三聚氰胺汙染飼料的寵物體內，也發現其腎臟中有三聚氰胺和三聚氰酸兩種物質的結晶體，並確定三聚氰胺和三聚氰酸晶體是引起動物腎衰竭死亡的主因。

三聚氰胺對人類可能致癌，但不是確定的致癌物質。攝取進體內的三聚氰胺約二十四小時後大部分會經由尿液排出，所以研究者推論腎臟可能是最容易受到三聚氰胺傷害的部位。目前對於人體內三聚氰胺形成尿路結石的機制尚不明確，但過去醫學研究發現低劑量三聚氰胺暴露，可能會透過氧化壓力及發炎反應路徑，來影響腎臟功能、損害腎臟，以及增加尿液草酸鈣結晶的形成。

三聚氰胺雖沒有解毒劑，但微溶於水，可經由腎臟代謝。成年人可多

三聚氰胺對人體健康的影響

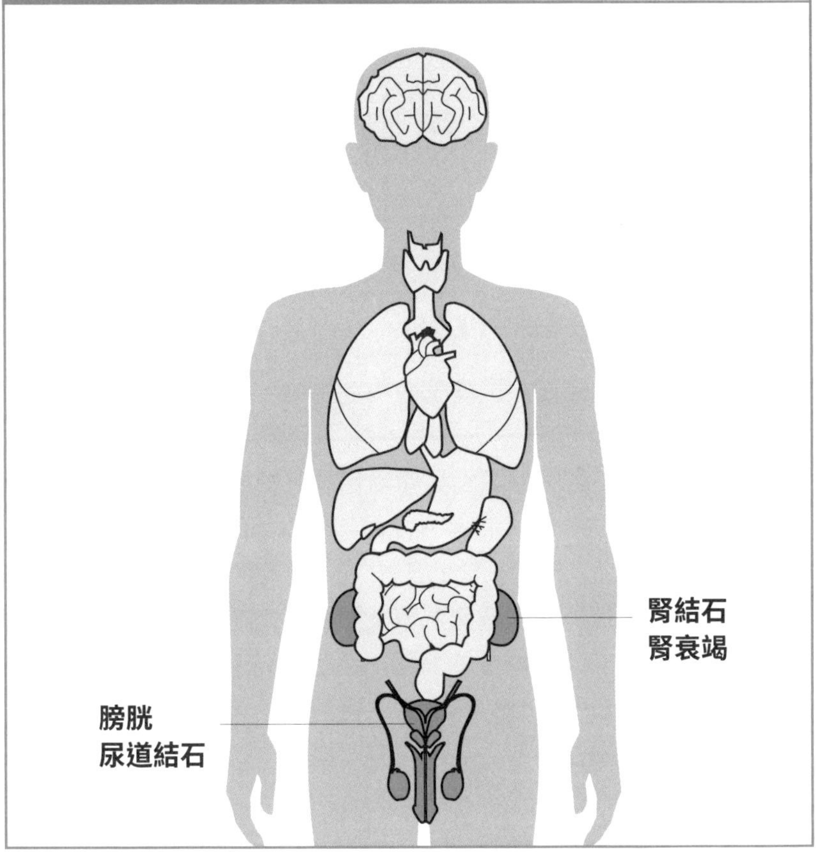

喝水，以促進腎臟排泄功能，使三聚氰胺快速排出身體，也有助於沖淡尿液酸度，預防腎結石及腎衰竭的發生。但是嬰幼兒腎臟發育尚不完全，無法喝過量的水分（且以奶粉做爲主食），以致誤食受汙染的奶粉後，自然較快出現不適症狀與體內較易形成結石，也因此毒奶粉事件主要受害的嬰幼兒病症出現得快且明顯。

不過，雖已證實長期

每日容許攝取標準（TDI）

在評估三聚氰胺對人體健康的危害時，也必須考慮每日容許攝取量標準（TDI），歐洲食品安全局的可容忍量為每日每公斤體重 0.5 毫克，美國食品藥物管理局則訂定每日每公斤體重 0.63 毫克的容許量。依照食品藥物管理局所訂定的容許限量標準換算，一名六十公斤重的成年人每天累積攝取 3.78 毫克的三聚氰胺，才可能達到健康危害風險。國內研究團隊實測，此攝取量約五碗七〇〇毫升的湯麵。因此，健康成年每天食用一碗由美耐皿餐具所盛裝的熱湯麵，還不至於造成健康上的危害風險，但要特別注意的是，國內有七成以上的人三餐都是在外解決，仍需小心長期的過度暴露風險。

低劑量三聚氰胺暴露可能會對腎臟功能造成危害，但人體泌尿系統結石的成因複雜，其詳細致病機轉仍有待更進一步的研究與探討。

如何降低三聚氰胺的暴露風險？

●外出用餐盡量自己攜帶鐵製或陶瓷餐具，以減少在外使用美耐皿餐具盛裝熱食熱湯的機會。

●居家餐具選用美耐皿餐具時，慎選由三聚氰胺─甲醛樹脂所製成的，品質較佳。由尿素─甲醛樹脂所製成的美耐皿餐具，即使是低溫都會溶出三聚氰胺。

●一般成人要多喝水（每天喝二千毫升，約四大杯），大約排尿七次，就能將體內九成的三聚氰胺代謝排出。

●不可使用美耐皿餐具微波、蒸煮食物。

●盡量不要使用美耐皿餐具盛裝滾燙或酸性食物，外食族無法避免時，可少喝湯、多喝水。

- 滾煮熱湯或烹調時，不要將美耐皿湯杓、湯匙、筷子置放在鍋中同煮。
- 不要使用菜瓜布、鋼刷清洗美耐皿餐具。
- 美耐皿餐具出現刮痕就要丟棄換新，也不可拿來盛裝熱食。
- 美耐皿餐具應定期二至三年就更換，使用年久材質老化會釋出三聚氰胺。
- 不要購買來路不明廉價的美耐皿產品。

毒理專家 怎麼做？

Q 儘管三聚氰胺對成人而言，基本上不具高危險性，但對小嬰兒和動物有健康上的風險，而且動物飼料也可能含有三聚氰胺，該如何注意？

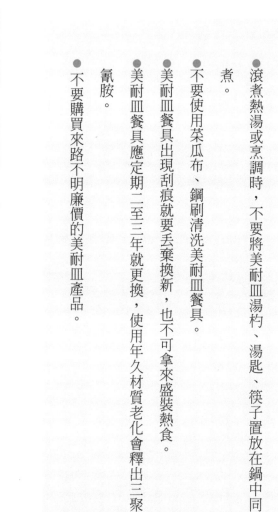

動物飼料人為添加三聚氰胺屬於違法行為，然而如果是以下情況會將其歸類於合法背景值：

三聚氰胺非人為添加可能來源

項次	類型	原因
一般食品原料	植物農藥	農藥「賽滅淨」經過動植物的代謝產生三聚氰胺。
	動物飼料	飼料中添加「胍基乙酸（GAA）」、「尿素（Urea）」、「雙縮尿素（biuret）」，在動物體內代謝後會產生「三聚氰胺」。
食品接觸面	接觸面材質	包裝容器或食品接觸面的材質含「甲醛—三聚氰胺」（俗稱美耐皿），遇到高溫或是在酸性環境下容易釋出三聚氰胺。

動植物代謝、食品接觸面、環境消毒劑自然分解等原因，仍有可能使終產品檢測出三聚氰胺，表中就三聚氰胺非人為添加可能來源列表說明。

建議讀者多喝水，以加速三聚氰胺由體內排出，並減少其對健康的潛在風險。

雙酚A

引爆可口可樂換瓶風波

主要暴露源

飲食、化妝品、感熱紙與塵埃

在二十一世紀初，雙酚A這一化學物質，無聲地滲透到了全球消費者的日常生活中，從食品包裝到塑膠器皿，其存在無處不在。可口可樂，這個名字不僅代表著美式文化的全球傳播，更象徵著碳酸飲料工業的巨頭地位。然而，在二〇一一年，這位飲料界的巨人，卻因爲鋁罐內層使用含有雙酚A的塗料，被捲入了一場公關危機，此事件不僅揭開了食品安全的層層面紗，也引發了全球消費者對於雙酚A潛在危害的憂慮。

當時，臺灣和香港的可口可樂分公司，面對公眾的質疑，承認其使用的鋁罐塗層的確含有雙酚A，卻堅稱其含量極低，不足以對人體健康造成威脅。這一立場與加拿大的做法形成鮮明對比，後者已將雙酚A列爲有毒化學品，並嚴格限制其在嬰兒奶瓶中的使用。不僅如此，全球多個國家和組織開始對含有雙酚A的產品進行再評估，並積極尋找替代方案。

在股東大會上，面對近三分之一股東的投票要求，催促可口可樂揭露雙酚A的使用情況並逐步減少其使用，公司的回應仍然是拒絕。這種企業堅守舊有工藝與材料的態度，與日益增長的公眾健康意識形成對立。雖然在公司官方網站上強調了雙酚A的安全性，可口可樂也透露正在開發無雙酚A塗料的新技術，但這種姿態並未能有效平息公眾對於食品安全的疑慮。

雙酚A的故事，不僅是一場關於食品安全的風波，更是現代工業與消費者健康權益間的博弈。加拿大的先行一步，以及隨後全球對於雙酚A使用的反思，標誌著一個轉折點，不僅是對於食品包裝行業的一次深刻覺醒，也是全球消費者對健康權益意識提高的鮮明證明。

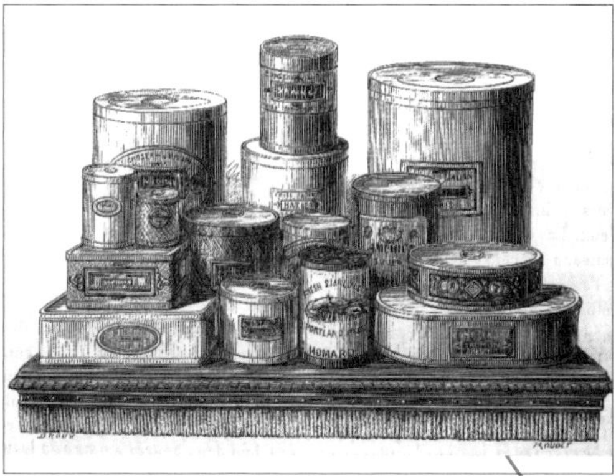

雙酚 A 會使用在罐頭內層。CC BY

★★★

什麼是雙酚 A？

雙酚A，又稱酚甲烷，一種無色結晶體，主要用於製作聚碳酸酯塑料和環氧樹脂的工業化學物質。在一八九一年間，由俄羅斯化學家亞歷山大·迪亞寧首次合成。但直至一九五〇年代，因化學家發現雙酚A與光氣（碳酰氯）反應可生成一種透明的硬樹脂，稱爲聚碳酸酯，不僅強化了塑膠的透明度，也增強了防碎性，其後就被廣泛用於塑膠製造上。

雙酚A不容易被水解，並且對光氧化反應敏感，所以陽光是分解雙酚A最主要的途徑。

雙酚 A 的暴露途徑與用途

依據歐洲食品安全局的風險評估指出，一般人暴露雙酚A的主要途徑爲飲食（受汙染食物經口攝入）、化妝品（經由皮膚接觸）、感熱紙（經手接觸，再拿食物而攝入）與塵埃（吸入暴露）等四種。

雙酚A聚碳酸酯塑膠非常堅固和穩定，具有質輕、高透明度、耐高溫、抗衝擊、阻燃等特性，因此經常被應用於諸如安全眼鏡、護目鏡、面罩、安全帽和防彈玻璃等日常生活設備；以及被用在部分醫療設備、牙科密封劑與填充劑。此外，也使用在如前文所述的嬰兒奶瓶，以及製造水瓶、儲存盒或餐盤等食品接觸材料上。

而雙酚A型環氧樹脂的應用，同樣相當廣泛與普遍，像是使用於黏著劑與絕緣塗料等；以及用於食品罐與飲料罐的內塗層，使罐內食品和飲料不易被金屬汙染與滋生細菌，以延長保質期。但也因此使得雙酚A可能由食品包裝材料暴露至食物與飲料中，再被食入。

除了上述用途，雙酚A在過去也曾被用來作爲顯色劑添加在感熱紙中，例如常見的電子發票，但歐盟與臺灣現今皆已禁止在感熱紙裡添加雙酚A。

近幾年來，陸續有媒體報導或醫師建議民眾，要小心不要手摸電子發票、自動櫃員機提款明細等紙張，而把雙酚A吃下肚，這樣會有導致孩童生殖發育功能紊亂、性早熟的可能風險。因爲感熱紙上的感熱塗層在接觸到手溫或含有鹽分、脂肪的汗水時，就有可能溶出雙酚A。

對此，財政部財政資訊中心出面闢謠，這是不正確的資訊。一方面，政府已自二〇一三年開始，將感熱紙商品列入應施檢驗商品項目，且必須零檢出，所以目前無論是國產或進口感熱紙都不會含有雙酚A。另一方面，消基會也曾針對市售傳眞用感熱紙，以及超商、各銀行自動櫃員機、百貨公司等的感熱紙收據及明細表進行雙酚A檢測，均未檢測出雙酚A成分，因此可不用過度擔心拿取這些收據及明細表。

不過雖說如此，感熱紙材質的紙本電子發票、ATM提款機收據爲了要能感應、耐熱，且必須能防水、防油、防熱、防塑等，會添加如顯色劑、發展劑、敏化劑等化學藥劑，因此還是要多加注意。此外，感熱紙也不能回收做爲再生紙漿的原料，因爲燃燒後會產生重金屬、有機揮發物等有害化學物質，如果燃燒不完全還會產生戴奧辛。

雙酚 A 的
暴露途徑
罐頭食品
化妝品
兒童玩具
塑材容器包裝
的食品
可能潛伏在
安全帽
牙科密封劑與
填充劑
體育器材
家用電子產品

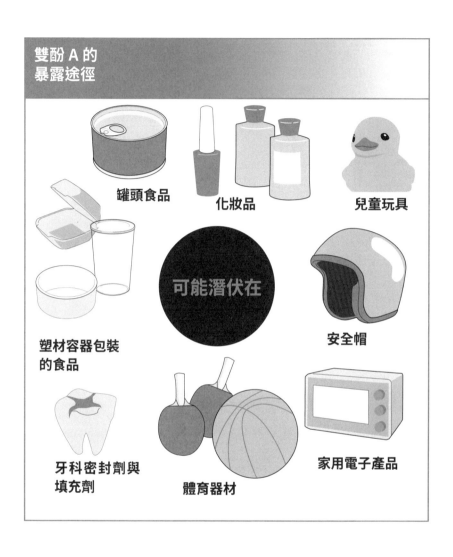

雙酚A對人體健康的影響

雙酚A的化學結構類似雌激素，一九三〇年代就已有研究發現它會模仿雌激素的作用，干擾人體的內分泌功能，因而被視爲是環境荷爾蒙的一種。不過，由於其作用效果甚弱、急性毒性偏低，且在人體的代謝迅速，可經由尿液排出，因此在雙酚A被廣泛使用前，一直被認爲不具毒性，而沒有受到管制。

但是，隨著相關動物實驗研究增多，顯示雙酚A會對動物的生殖系統產生不良影響，以及影響造血系統、提高子代肝癌與乳腺癌的發生率。在部分人類流行病學的研究中，也發現雙酚A與成人的第二型糖尿病及心臟疾病可能有關；而孩童長期暴露可能導致青春期早熟、肥胖、過動症、注意力不集中，也可能增加乳癌、睪丸癌、攝護腺癌等與荷爾蒙相關的癌症發生率；對於發育尚未成熟的嬰幼兒，可能影響腦部發展，面臨更大的健康危害風險。

雙酚A對
人體健康的影響

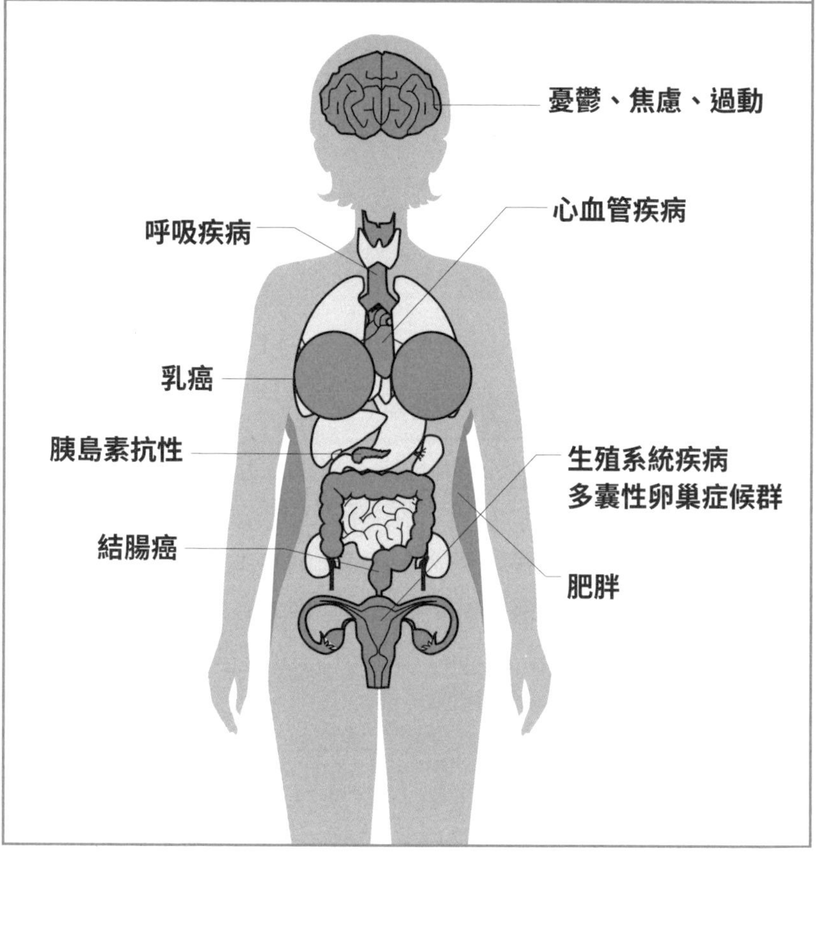

雖然這些研究並無法證明雙酚A與罹病有直接關係，但確實引起衆人的疑慮。歐洲食品安全局對雙酚A的風險評估明確指出，雙酚A對乳腺、生殖、代謝、神經行爲與免疫系統的潛在健康效應存有不確定性，無法排除其可能影響。同時，這些健康上的影響，通常不是短時間就可看見，有時甚至要跨世代至第二、第三代才會出現。因此，雙酚A做爲一種外因性內分泌干擾物質，即使少量，但長期且終生暴露的

國內外對雙酚 A 的法律規定

臺灣的「食品器具容器包裝衛生標準」要求嬰幼兒奶瓶不得使用含雙酚 A 的塑膠材質；PC 材質的食品器具、容器、包裝檢驗，則應符合含雙酚 A（嬰幼兒奶瓶除外）0.6 ppm 以下的規定。臺灣行政院環境保護署也已將雙酚 A 列為公告列管的第四類毒性化學物質（有汙染環境或危害人體健康之虞者）。

目前雙酚 A 的每日容許攝取量（TDI）為 50 微克／公斤體重／天；歐洲食品安全局的專家考慮降低雙酚 A 的安全限量，將每日容許攝取量降為 4 微克／公斤體重／天。

累積效應也可能危害健康，不可不慎。

▼如何降低雙酚A潛在的健康危害

由於雙酚A在我們的日常生活中幾乎無所不在，食品、容器、飲料瓶罐，甚至水、灰塵、手機、眼鏡、醫療器械……都可能含有雙酚A，要完全避免雙酚A可說是不可能的任務，只能盡量降低潛在的危害風險。

塑膠產品注意事項：

- 盡量選購和使用紙製、玻璃或瓷器材質的容器，以減少使用含有雙酚A塑膠材質容器的機會。
- 在選購塑膠容器時，只要是PC材質的容器，就一定含有雙酚A，可檢視塑膠食品容器底部是否標示有「7」（PC）字樣，應盡量避免選購。
- 請丟棄表面已有破損的塑膠杯、盤等餐具，因爲損壞處容易釋出雙酚A或塑化劑。

●不要使用塑膠容器盛裝酸性物質，或超過攝氏一百度的熱水、熱湯，以及使用鹼性清潔劑洗滌，這些都會讓聚氯乙烯、環氧樹脂和聚碳酸酯類容器釋出雙酚A。

●不要將塑膠容器（包括塑膠奶瓶）放進微波爐加熱，加熱會促進化學物質釋出，即使是其他類型塑膠材質，也可能因加熱而釋出有害化學物質。

●塑膠器皿建議大約使用半年後，就應檢視汰換。

嬰幼兒奶瓶注意事項：

●減少使用塑膠奶瓶，改用不含鉛的玻璃奶瓶，或是選購標示不含雙酚A的嬰幼兒奶瓶產品。

●若塑膠材質奶瓶是以沸水煮沸的方式消毒，取出後最好用攝氏50℃以下的溫水再沖洗一次。

●不可將沸水直接倒入塑膠奶瓶中沖泡奶粉，泡奶的水溫也不要超過攝氏50℃。

●塑膠奶瓶因刷洗而有刮傷時，就應立即更換。

金屬罐頭食品注意事項：

●盡量食用新鮮食物。雖然臺灣罐頭食品經檢測，其雙酚A濃度低於國際罐頭食品中雙酚A的調查結果，各年齡層的平均暴露量也小於歐洲食品安全局的建議值，但若經常食用或大量攝食罐頭食物，還是可能有雙酚A暴露過量的風險。因此，建議盡量減少攝食金屬罐頭食品，如有其他包裝選擇，也盡量選購玻璃罐裝的。

●金屬罐頭食品若未食用完，將剩餘食物盛裝至玻璃或瓷器容器裡，避免因接觸空氣而促使雙酚A或其他化學物質釋出。

●金屬罐頭不要放在火源旁，更不可直接放在火源上加熱、熱水蒸煮，或用電鍋直接加熱，要把食物倒出來另用玻璃、瓷器、不鏽鋼等器皿盛裝加熱，以避免因高溫而讓罐內的聚合物分解出來。

其他注意事項：

- 拿到紙本電子發票或收據時，可檢視其背面是否列示有「不含雙酚A」等字樣。產品標示BPA FREE不一定比較安全，現今感熱紙在各國限用雙酚A後，有部分改用雙酚S作爲替代品，但雙酚S同屬環境荷爾蒙，毒性雖然比較低，多少還是會對人體產生影響。因此，即使聲稱不含雙酚A，但可能含有雙酚A的替代物質雙酚S，仍須注意，可盡量選擇使用行動支付與電子發票載具。
- 養成勤洗手的生活習慣，吃飯前或用手拿取食物之前，先用肥皂洗淨雙手，可減少攝入雙酚A的機會。
- 平時要多喝水，雙酚A的半衰期約十小時，如果有觸摸到或食入雙酚A，多喝水可以加速排出體外。
- 看牙時，可詢問牙醫師，使用無雙酚A的補牙用填料或不含有毒化學物質的陶瓷材質。

毒理專家怎麼做?

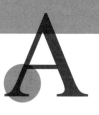

Q

雙酚A似乎是非常容易接觸到且不易迴避的毒素，我們可以採取什麼措施或飲食來中和掉無形中吸收的雙酚A？

A

雙酚A的半衰期約五至十小時，因此建議多喝水以加速雙酚A由體內排出，以及多攝取十字花科蔬菜，能夠有助於肝臟中 phase II解毒酵素作用，以加速雙酚A的代謝。

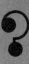

喝多了也是會中毒

水

主要暴露源
外力強迫、長時間耐力運動、精神疾患等導致大量喝水

在當今這個崇尚健康生活的時代，「多喝水」幾乎已成爲生活中的黃金法則。我們經常聽到這樣的健康建議：每天八杯水，健康好處多。然而，水，這個生命之源，當它被攝入過量時，又會對我們的身體造成什麼影響呢？

回顧二〇〇七年的一場令人震驚的事件，美國加州一家電臺主辦了一個看似無害的比賽——「Hold Your Wee for a Wii」（忍尿把任天堂帶回家），這場比賽不僅吸引了衆多參賽者，更以一種戲劇性的結局震驚了世界。競賽規則簡單卻極端：在限定時間內喝下最多的水，而不去上廁所，就有機會獲得當時熱門至極的任天堂 Wii 遊戲機。

珍妮佛．史崔吉，一位育有三名子女的母親，在這場比賽中爲了讓孩子們擁有夢寐以求的 Wii 而拚盡全力，她攝入了驚人的七．六公升水。這

位二十八歲的女士，比賽結束後不久就因爲嚴重的身體不適去世了。她的死引發了廣泛的討論和反思，人們開始質疑，我們對「多喝水」的認知是否眞的正確無誤？

事實上，水中毒，這一名詞雖不常見，卻是一種眞實且潛藏的危險。就在大約三年前，另一起水中毒的事件再次證明了這一點。一位四十八歲的女性，在短短兩小時內喝下了五公升的水，隨後因嚴重水中毒而昏迷，所幸最終她的生命得以保住。這起事件再次喚醒了公衆對於飲水過量可能引起的嚴重後果的認識。

透過這些眞實的故事，我們或許可以開始重新審視那些根深柢固的生活準則。在我們進一步探討水的雙面性之前，讓我們先從這些歷史事件中汲取教訓，思考如何在生活中找到一個平衡點。毒理學告訴我們，任何物質的毒性都與劑量相關——即便是生命之源的水。

★★★

什麼是水中毒？

人體的構成有六至七成是水分。有醫學研究估計，正常成年人在沒有食物營養的情況下平均可存活八至十二週，少數或許可存活至二十五週。但在完全沒有攝取水分的情況下，綜合個體條件與外在環境因素可能三天後就會因脫水而死亡，由此可見水對於人體的重要性。人體會因缺水死亡，也同樣會因過多的水導致水中毒而死亡。

水中毒，也稱爲低血鈉症，主要是因短時間內飲水過量超出安全限度，攝入的總水量大過排出水量，導致血液中的鈉離子濃度下降時而發生，而鈉離子是控制體內水分平衡的關鍵成分。

人體腎臟每分鐘會生成一毫升的尿液，累積約二百至三百毫升就會因產生尿意而排出，但所攝入的水分也只有約40－60％由腎臟排出。因此，一旦短時間內攝取超過這個排尿速度的水分，不僅過剩的水分會稀釋體內以鈉爲主的電解質而使血鈉偏低，細胞外的滲透壓變得比細胞裡面低，部分水分也會很快地由血液中被吸收到組織細胞內以達到平衡，導致細胞水

水對人體的重要性

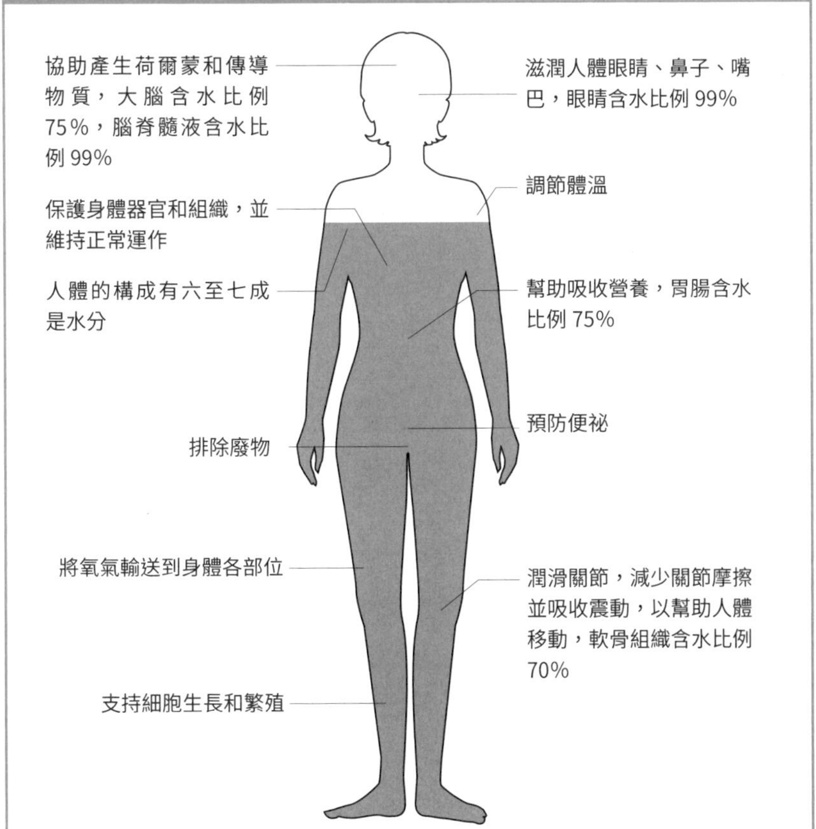
協助產生荷爾蒙和傳導物質，大腦含水比例75%，腦脊髓液含水比例99%
滋潤人體眼睛、鼻子、嘴巴，眼睛含水比例99%
調節體溫
保護身體器官和組織，並維持正常運作
人體的構成有六至七成是水分
幫助吸收營養，胃腸含水比例75%
預防便祕
排除廢物
將氧氣輸送到身體各部位
潤滑關節，減少關節摩擦並吸收震動，以幫助人體移動，軟骨組織含水比例70%
支持細胞生長和繁殖

腫，進而影響腦部運作、神經壞死。

通常在正常情況下，要不小心喝下過量的水並不易見。澳洲蒙納許大學和墨爾本大學研究團隊發表在《美國國家科學院院刊》的一篇研究報告指出，當人體攝取過多水分，體內水量失衡時，腦部會產生排斥反應而抑制吞嚥，使人體不再想要喝水或進食。進一步的實驗更發現，在身體水分充足下硬是喝水，相較於運動後口渴、身體缺水的狀態下喝水，需要花三倍的力氣才能吞嚥下去。也就是人體本能不會讓人喝下過多的水，但如果有某種因素突破人體的本能防線，就可能導致水中毒，嚴重者甚至會死亡。

水中毒的症狀

水中毒會導致大腦細胞腫脹，進而增加顱內壓，因此最初可觀察到的明顯症狀，有頭痛、性格改變、行為改變、精神錯亂、易怒和嗜睡等。隨後可能出現呼吸困難、肌肉無力和疼痛、抽搐或痙攣、噁心、嘔吐、口渴，以及感知和解讀感官訊息的能力遲鈍。隨著病情的持續發展，可能會出現

水中毒的症狀

喝過量水分情況很少見，但卻可能發生。水中毒時看起來有點像是中暑或熱衰竭。

水中毒的不同階段症狀

階段	症狀
初期症狀	感覺好熱、噁心、頭痛、嘔吐
隨著病情惡化	血壓升高、錯亂、複視、嗜睡意、呼吸困難、肌肉無力、抽筋
急性可能導致	癲癇發作、腦損傷、昏迷、死亡

心跳過慢和脈壓差增大等生命徵象的變化。而大腦細胞因腫脹阻礙血流以致腦水腫，也可能壓迫腦幹，導致中樞神經系統功能障礙。腦水腫和中樞神經受損，都可能導致癲癇發作、腦損傷、昏迷或死亡。

水中毒的發生原因

外力強迫

前文提過，一般人在正常情況下要喝下過量水並不容易，因此正常人的水中毒，多半都是外力強迫所致，例如歷史上的酷刑水刑：灌水，將大量的水直接灌入受刑人的口、鼻、耳、肛門等，使其受水中毒症狀之苦或直接致死。現代因外力所致的水中毒，則是有家長或者保母爲懲罰或虐待小孩，強迫他們大量喝水、甚至強行灌水，因而導致孩子水中毒而亡。類似情形還有美國大學的兄弟會，在入會儀式上要求新生大量喝水，以致新入會成員喪命於無知、愚蠢與嬉鬧至近似霸凌的行爲。

長時間耐力運動

除此之外，常見的水中毒危險因素尚有進行長時間的耐力運動，例如參加馬拉松比賽，常有馬拉松選手在賽程中昏倒，原因並非大家所以爲的脫水，反而是喝下太多水。美國一項針對馬拉松選手進行的研究，明確指出部分參賽者在比賽結束後身體會出現低血鈉症，即水中毒，並有選手因此而喪命。

精神疾患

心理因素，例如流行病學的研究，部分慢性精神疾病患者有過度飲水的情況，這些人中約有25－50％患者會發生水中毒，尤其以思覺失調症患者占多數，其他尚有情感性精神症（躁鬱症）、器質性精神病、厭食症、人格障礙、智能不足及酒癮等患者也會有過度飲水現象。而服用精神疾病藥物，也會因口渴副作用導致喝水過量而水中毒。在日本就曾有三十多歲的女病患在住院期間，服用抗精神病藥物一直覺得口乾舌燥，由於過度飲水問題不易被察覺，最終因沒有限制喝水量以致水中毒死亡。

其他因素

除了上述原因，長時間在高溫炎熱氣候下工作的人、過度勞累者，也都是臨床上常見的低血鈉高危險群。另一族群是新生兒，尤其是六個月大前的新生兒。嬰幼兒的腎臟發育尚未成熟，腎絲球過濾率太低，如果一下子喝太多白開水，腎臟會來不及將水排出去。

▼水中毒的治療與預防

一旦確認是水中毒，在治療上，症狀輕微的輕度中毒者只要限制水分攝取，以及補充高張飲料、接受電解質補充劑，以調節體內的電解質平衡，通常就可以矯正低血鈉症。嚴重者則要緊急送醫治療，可能使用利尿劑和補充鈉、鉀，以保護心臟、大腦功能爲目標，並矯正低滲性脫水情況。

過度飲水引起的水中毒，雖然只要矯正低血鈉狀況多半可以改善，但是要找出確切原因及預防有時很困難。因爲長期的過度飲水，很多時候其低血鈉症狀輕微且慢性，以致身體沒有出現明顯水中毒的不適症狀，很容

該喝多少水
才不會水中毒？

人體的構成有 60-70%是水分

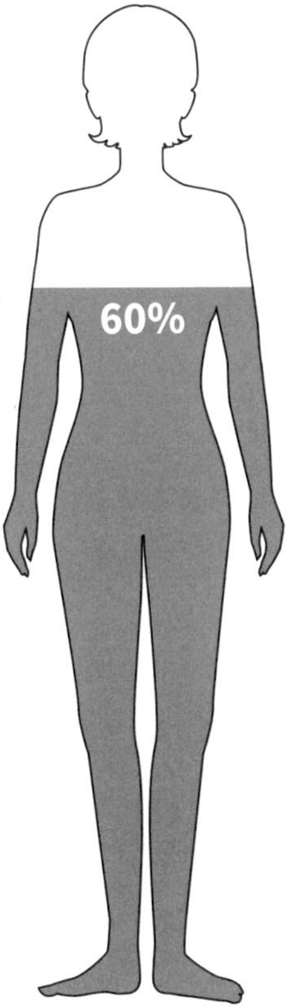

八歲左右兒童

應從飲食中含水分食物（如水果、蔬菜）中獲取水分，或每天喝約 5-7 杯（每杯 240 cc）的水

腎臟正常、健康成人平均一天總尿量大約 1,000-1,500 cc，但一般人不會去估算自己的尿量，因此可從尿量與尿色來判斷

一般腎功能正常成人

建議平均每日飲水量大約 1,500-2,000 cc，約喝水 7–8 杯（每杯 240 cc）

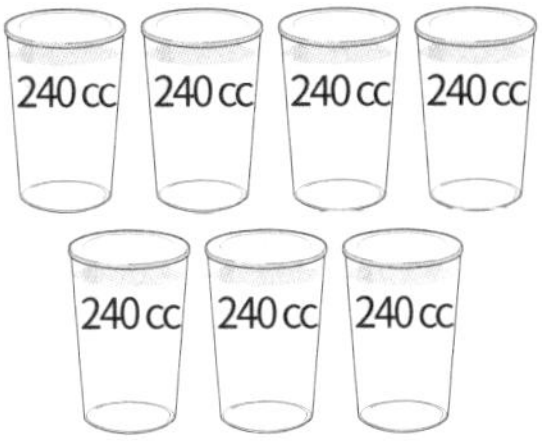

即使大量出汗和運動，也應將液體攝取量限制在每小時 1,000-1,500 cc（約 4-5 杯）

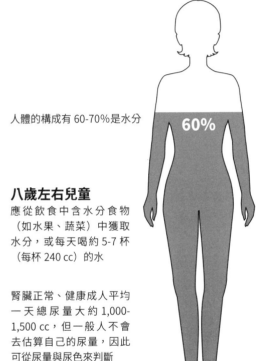

易被忽略。

因此，雖然鼓勵多喝水，但水分攝取量還是必須依個體的年齡、性別、體重、體質、工作性質、氣候等而有所不同。尤其重要的是，腎臟功能或是否有其他共病症，也會影響水分的攝取量。一般腎功能正常成人，建議平均每日飲水量大約一千五百至二千毫升（依體重每公斤×三十毫升），但要避免在短時間內一次喝下大量的水，適當地分次喝，且喝的時候慢慢喝。運動員在運動前二至三小時內，先補充五百毫升的水量，而在運動中，最好每隔十至二十分鐘飲水二百至三百毫升，盡量不要在運動中都不喝水，等到運動結束後才一次喝下大量的水。

腎功能不好的人或洗腎患者，因爲腎臟腎絲球過濾功能較差，更要注意攝取的水量。由於慢性腎臟病患者各有不同的患病原因及嚴重程度，所以應諮詢腎臟專科醫師適合自己的水分及電解質攝取量。

而嬰兒體重較輕，六個月前的嬰兒基本上不缺水，母奶與配方奶的水分來源就已足夠。但在嬰兒開始食用副食品後，因會減少喝奶量，相對水分也會跟著減少，此時可以喝些開水補充水分。但要注意，有醫學報告指出嬰兒一次喝進二百六十毫升的水就可能造成水中毒。

當然，一天喝多少水沒有絕對的安全數值，這些都只是參考值。一歲前的嬰兒不愛喝水，是身體的正常反應，不用特別補充白開水。要判斷嬰兒水分夠不夠，可從嬰兒排尿次數做初步簡單判別，一天排尿六次通常體內的水分是足夠的，但一天若排尿至十次以上，就應減少嬰兒額外的喝水量。同樣地，健康成人一天排尿次數約六至八次，總尿量大約一千至一千五百毫升，如果頻尿且排尿總量超過二千毫升，可視爲水喝太多了的徵兆。

水汙染

日前陸續有民眾因A型肝炎赴醫就診，追查病毒來源時，發現是吃了美式賣場進口銷售的冷凍綜合莓、藍莓而染上。而這些莓果經檢驗，也確認遭A型肝炎病毒汙染，進而引起購買且已吃下肚的民眾恐慌。因事情延燒不停，食藥署即時宣布暫停美式賣場莓果產品的進口。由於這批莓果產地分屬美國與智利，但遭同一病毒汙染，被懷疑可能是工廠水源遭汙染，在洗淨莓果時殘留在莓果上，加上急速冷凍，病毒也跟著被急凍而留存了下來。

因此，除了飲水過度會引起水中毒，水裡有病毒、重金屬、農藥或其他化學物質等汙染，也會以另種形式讓人水中毒。在水中毒後，可同時確認喝的水是否有問題，如果是因某種毒素而水中毒，醫師可能會給予解毒劑等治療，以清除體內的毒素。同時，平時也應確保飲用的水是乾淨且安全的，尤其是在外地旅行時更要多加注意。

Q 運動飲料等飲品可以做為單純的水的替代品嗎？

A

每個人一天要攝取二千至三千毫升的水分，建議一天可喝一千至一千五百毫升的水，另外再從食物中攝取一千至一千五百毫升的水分。對我們的身體來說，每小時均衡少量的攝取水分，會比一次大量的補充水分，更有益處。

有些人不喜歡喝無味的白開水，建議可以在水裡面加入少量的檸檬汁、檸檬片，增加風味。坊間有許多像是紅豆水、薏仁水、咖啡、果汁、茶飲等飲品，但除了水，這些飲品都無法取代單純的水對人體的好處。如果是長時間的運動，除了水分流失，電解質也會流失，因此除了補充水分以外，也可以適時補充一些鹽片，若以運動飲料取代水，則可能會有糖分攝取過多的問題。

有此一說，喝茶、咖啡會利尿，容易排出過多水分，是否應盡量避免含咖啡因的飲料？

我不會特別迴避茶、咖啡等含咖啡因飲料。咖啡裡除了蛋白質、維生素、醣類等營養性物質外，還含有包括咖啡因、咖啡醇類、咖啡酯類、多酚類等六百二十五種非營養性物質，咖啡香氣來源則是來自醇類、酯類、醛類等。雖然其中有一項叫 Furans（呋喃）被認為是潛在的致癌物質，但能夠因此就對咖啡敬謝不敏了嗎？其實身體肝臟是具有解毒功能的，咖啡裡的多酚類物質則是一種抗氧化基，況且食物吃進後除了身體的健康外，也要強調心理的健康，這就是風險溝通的概念。經由文獻回顧，在科學的評估下，適量的飲用咖啡，其實是無須擔心的，一天在四杯以內，都是在風險控制之內。

AQ

水的溫度會影響水中毒嗎？就毒理學角度，什麼樣的飲用水溫度（冰／溫／熱）可能危害人體？

人體適當的液體飲用溫度約為30－40℃，二〇一六年國際癌症研究機構將「超過65℃熱飲」列為2A致癌物；飲用過冷的水，對於某些人來說可能會刺激胃部，特別是對於那些胃部敏感的人。

中醫理論認為，飲用適溫的水對身體健康更為有益，可以幫助促進消化和血液循環。雖然這些觀點主要基於傳統經驗，但適溫的水確實對大多數人來說更加舒適，且不會對消化系統造成額外負擔。就個人而言，我會根據天氣和個人感覺選擇飲水的溫度。在寒冷的天氣裡，我傾向於飲用溫熱水，以幫助身體保持溫暖；而在炎熱的天氣裡，我可能會選擇飲用稍微涼一點的水以幫助降溫。總結來說，了解自己當前身體狀況和外界環境的水溫，是比較合宜的選擇。

Q 腎臟病人的代謝能力已經比較差，醫師可能也是會建議多喝水促進排泄，但腎臟病人可以怎麼喝水才不容易出問題？

A 腎臟的主要功能之一是維持體內液體平衡，當腎功能受損時，過多的水分攝入可能會加重腎臟的負擔，導致水和鹽分的累積，從而引起血壓升高、心臟負擔增加等問題。因此，腎臟病患者喝水時需要特別注意以下幾點：

- 遵循醫師建議：腎臟病患者應該根據醫師的建議來確定每日的水分攝入量。慢性腎臟病第三期或進入透析治療的患者，可能需要限制液體攝入。
- 均勻分配水量：在醫師建議的日攝水量內，嘗試均勻地分配全天的飲水量，避免短時間內大量喝水。
- 監測體液狀態：注意觀察和監測自己的體液狀態，如體重、尿量和是否有水腫等，這些都可以反應體內水分的積累情況。

●選擇適合的飲料：盡量選擇純水或低鈉的飲料，避免含糖、含鈉高的飲料，因為飲料添加物可能會增加腎臟的負擔。

注意飲食中的水分：除了直接飲用的水分外，還應該注意飲食中隱含的水分，如湯品、水果和蔬菜等，這些也需要計入每日的液體攝入量中。

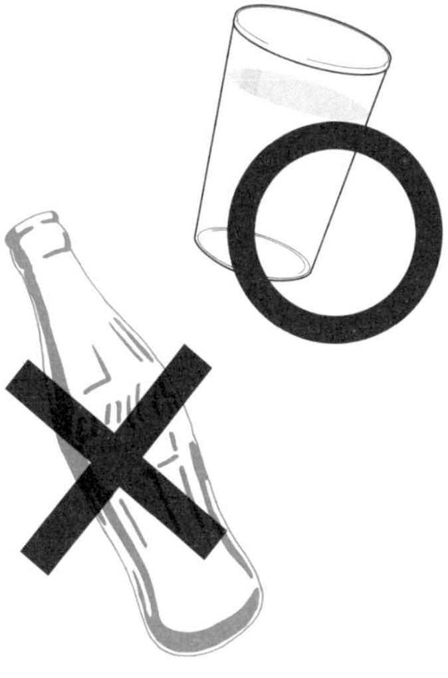

必要之惡，也是必要之善

農藥

主要暴露源

蔬菜、水果上的農藥殘留，以及農夫施用農藥

在一片歡談笑聲中，二〇一五年的春日裡，中國青島市的一家購物中心策畫了一場非比尋常的「全民砸西瓜」活動。這場活動旨在集體摧毀達四噸之重的西瓜，原本以爲會是一場充滿歡樂與互動的集會，卻意外轉變爲公衆的集體憤怒釋放場。

在此之前的三月底，當地居民食用了購自青島即墨區、膠州市等地的西瓜後，紛紛出現了頭暈、噁心嘔吐等中毒症狀，一名孕婦和未出世的孩子更是遭遇了不幸。這起事件的背後，暗藏的是有機磷中毒的陰影。人們發現，連繫起這些中毒案例的，正是同一批農藥殘留超標的西瓜。於是，這場購物中心主辦的砸西瓜活動，不僅是對問題食品的一種強烈抗議，也成爲了一種集體宣洩的方式。

回望一九九五年，臺灣雲林的居民在享用小玉西瓜後，也曾經發生類似的中毒事件。當地政府機關的測試確認了西瓜中殘留的得滅克農藥遠超安全標準。得滅克，一種被列爲極劇毒的農藥，它的殘留不僅威脅人類生命，也給環境帶來了深遠的影響。這樣的毒性，即使是在幾十年前，也已經被明令禁止。

緊接著在二〇一五年，一起涉及知名連鎖紅茶店「英國藍」的農藥汙染事件，將公衆的關注再次拉回到食品安全這一不容忽視的話題。一名消費者在品嚐了該店的玫瑰花茶後身體不適，激起了相關衛生機關的緊急調查。這次檢測發現的，不僅是農藥殘留量的不合格，更有驚人的已禁用數年的DDT類型農藥。這起事件的最終結局，是「英國藍」品牌的悲慘關閉，消費者對其的信任付諸東流。

這些事件，無不揭露了一個嚴肅的事實：農藥的濫用與監管的缺失，對公共健康構成了極大的威脅。而在繼續探究食品安全的道路上，我們將揭開這些看似日常的食品背後，可能潛藏的毒理學祕密。

自古以來，農作物因蟲害、植物病害而歉收，以至於鬧饑荒，一直是歷史上人們亟欲解決的問題，農藥的施用確實是解決這個問題的有效對策之一。從歷史文獻即可看見，在西元前一、二千年之前，人們就有將硫、砷等做爲農藥施作在植物上以除蟲，以及利用自然界的植物、動物與礦物等天然物質來防治害蟲的記載。到了一九四〇年代化學農藥問世，不僅有效地去除蟲害，確保了穩定且大量的農作物收成，更因成本低廉而大獲農民的喜愛，至此正式開啟了農藥時代。

然而，農藥有效解決了蟲害與植物病害的問題，卻也製造了新的問題——對於人類健康與環境生態的嚴重影響，以及農藥殘留所致的食安問題。

但儘管如此，全球農藥的使用量依舊是有增無減。根據《二〇二二農藥地圖》的研究報告指出，自一九九〇年以來至現今，全球農藥使用量增加了80％；在南美洲等部分地區，增幅更高達150％；而在歐盟的使用量也高達約有三十五萬噸。臺灣位處亞熱帶，氣候較爲溫暖潮濕，適合各種生物生存，因此病蟲害更是嚴重。根據農委會估計，臺灣農藥平均使用量爲每公頃十二至十七公斤，居冠全球。

但如果不使用農藥，根據聯合國糧農組織的估計，全球農作物將因遭受蟲害與植物病害而減產約30－35%。農藥已是必要之惡，既然無法避免使用，或許應該試著去了解它，用正確的態度來看待農藥問題。事實上，世界各國也開始關注劇毒與高殘留農藥的環境汙染和殘留問題。從一九七〇年代開始，已有許多國家陸續禁止使用劇毒與高殘留的農藥，並加強對農藥的管理。

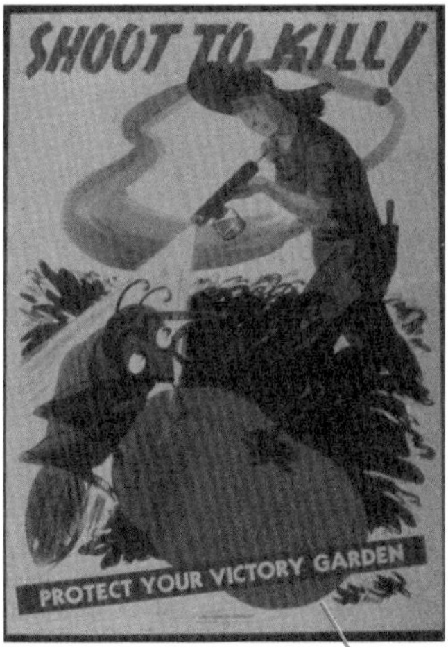

第二次世界大戰期間，美國農藥廣告海報

農藥，使用於蔬果作物上的藥劑

農藥管理法對農藥的定義是：用於防除農林作物或其產物之有害生物、調節農林作物生長或影響其生理作用、調節有益昆蟲生長，以及其他經中央主管機關公告，列爲保護植物之用等的藥劑，都屬於農藥。也就是，凡使用在農林作物種植過程中的藥劑，即列爲農藥。

農藥種類

農藥種類繁多且複雜，依防治對象大致可分類爲：殺蟲劑、殺菌劑、除草劑、除蟎劑、殺鼠劑、植物生長調節劑、殺線蟲劑、除藻劑。在臺灣使用得最多的農藥是殺蟲劑，接著是殺菌劑、除草劑，這三種即占了農藥使用的九成。

依農藥毒性

依農藥的毒性及其有效成分區分，大致分爲生物性農藥及傳統化學農藥兩種。生物性農藥又分爲天然素材農藥、生化農藥、農用微生物製劑。而化學農藥至今仍是使用最多的農藥類型，依化學結構可分爲有機氯殺蟲劑、有機磷殺蟲劑、有機氮及雜環化合物、氨基甲酸鹽殺蟲劑、合成除蟲菊精類殺蟲劑，以及急毒性較低的尿素系、三唑系、三氮井系、苯氧酸系、二硫代氨基甲酸鹽類等農藥。

大部分的殺蟲劑作用機制都在於干擾生物神經訊息的傳導，因爲昆蟲的神經系統是其協調中心，是農藥最佳作用部位之一。常見與用量較大的農藥類型，主要是下列這四種：

◆**有機氯殺蟲劑**，是最早發展的有機合成殺蟲劑，但因不易被分解，殘留期過久，不僅會造成環境汙染，也易殘留在食物上，人體攝入後會與脂肪結合並累積進而影響健康，因此大部分已被禁用。

◆**有機磷類殺蟲劑**，急毒性強、殘留期短，但因稀釋倍數低、用量大，有環境汙染的問題。有機磷不僅對許多生物具有毒性，對人類同樣具有毒性，同時它具有親脂性，對皮膚的滲透性也是所有農藥裡最強的，一旦接觸到

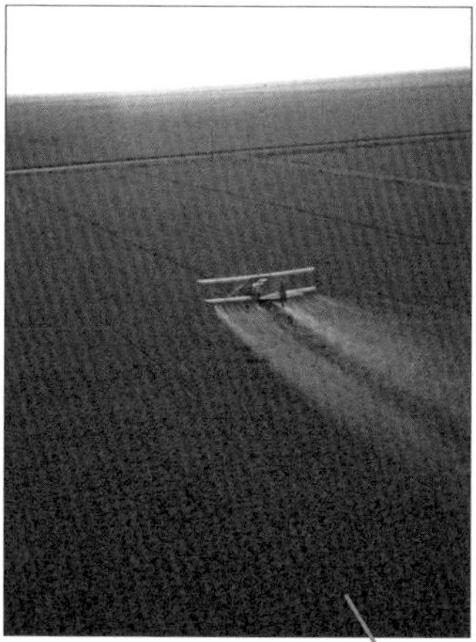

在農田上噴灑農藥

皮膚很快就會被吸收進入體內。因此，對人體健康的影響與對環境的汙染，已有諸多國家限用或禁用。

◆**氨基甲酸鹽殺蟲劑**，在臺灣的使用僅次於有機磷殺蟲劑，作用機制與有機磷相似，但代謝較快，不會長時間存在於環境中。不過，由於氨基甲酸鹽殺蟲劑具有速效性及廣譜性，應用的作物範圍相當廣泛，若使用不當，氨基甲酸鹽殺蟲劑及其代謝產物仍會在環境中殘留。

◆**合成除蟲菊精類殺蟲劑**，在日光下穩定，卻容易在土壤中分解，低濃度即可對昆蟲產生高毒性，但對水生生物毒性也很高，因此雖然對環境衝擊小，若使用不當也可能汙染水體。

依農藥特性

若依照農藥特性，又可分爲接觸性農藥與系統性農藥。

◆**接觸性農藥**，防治對象以吃葉子的害蟲爲主，藥劑直接噴灑在植物表面上，害蟲直接接觸後死亡。有些害蟲會躲在葉背，因此噴灑藥劑時必

系統性農藥與接觸性農藥的作用機制

接觸性農藥與系統性農藥

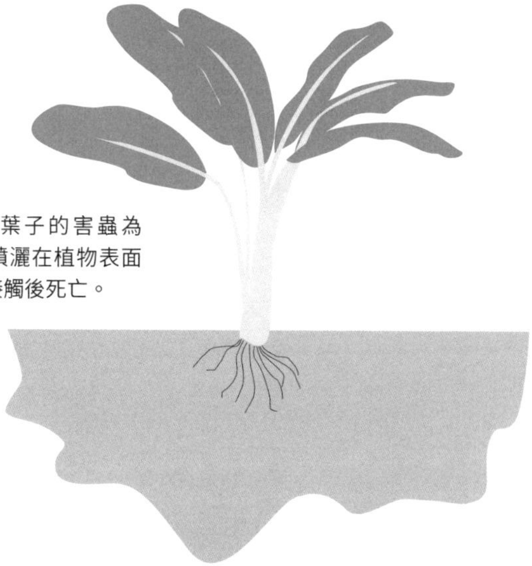

接觸性農藥

防治對象以吃葉子的害蟲為主，藥劑直接噴灑在植物表面上，害蟲直接接觸後死亡。

系統性農藥

防治對象以吸食汁液的害蟲，以及在植物體內的病害為主。藥劑噴灑後，會經由植物氣孔、水孔、根系等吸收，在短時間內滲透進植物組織中，而後移行到植物體的其他部位。

須均勻地噴灑葉片上下兩面，才能有效除蟲。接觸性農藥大多屬於親脂性農藥，在植株中移行性小，主要附著在植物表面或累積於蠟質結構中，不會轉移到植物其他部位。殘留在農作物上的藥劑量一開始會比較多，但經過太陽光分解與水洗多半會減少農藥殘留量。

◆**系統性農藥**，防治對象以吸食汁液的害蟲，以及在植物體內的病害爲主。藥劑噴灑後，會經由植物氣孔、水孔、根系等吸收，在短時間內滲透進植物組織中，而後移行到植物體的其他部位。系統性農藥在作物上不會有高殘留量，但殘留的時間較長，分解代謝的過程也比較複雜。同時，系統性農藥雖然具親水性特質，容易溶於水，但並不表示就會比接觸性農藥更容易被清水洗掉；相反地，這項特質主要是幫助植物能快速吸收藥劑，並在植物體內移行，而平均分布在植物體內的農藥是無法用水洗去。

有部分農藥則是**介於接觸性與系統性之間**，也就是藥劑本身是接觸性農藥，但其代謝產物的水溶性增加，即會移行至植物體的其他部位。

農藥在環境中的移動

農藥在被使用後有可能發生移動，轉移至何處與持續時間取決於許多因素。

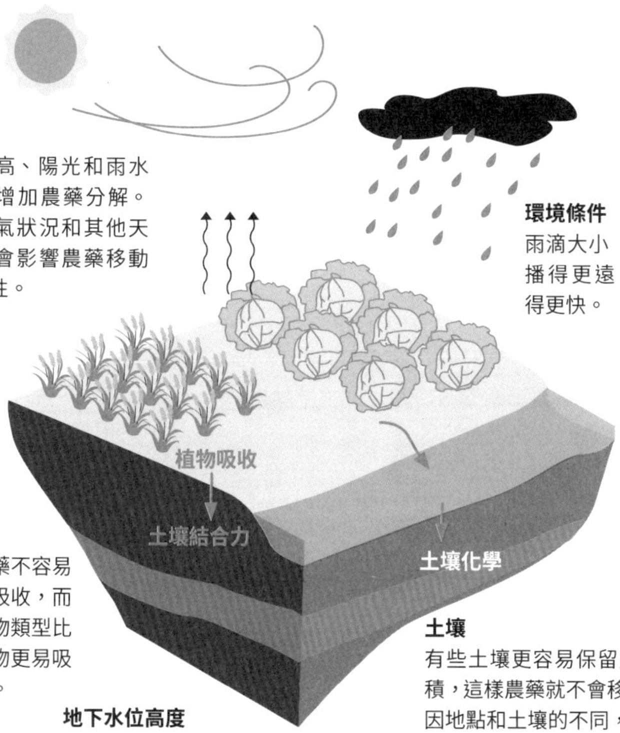

空氣

氣溫升高、陽光和雨水可能會增加農藥分解。這種天氣狀況和其他天氣條件會影響農藥移動的可能性。

環境條件

雨滴大小 小雨滴傳播得更遠，但消散得更快。

植物

有些農藥不容易被植物吸收，而某些植物類型比其他植物更易吸收農藥。

土壤

有些土壤更容易保留農藥或蓄積，這樣農藥就不會移動太遠。因地點和土壤的不同，其細菌、真菌和其他微生物也不盡相同，也會影響農藥的分解。

地下水位高度

當地下水位較淺時，農藥容易到達地下水位。

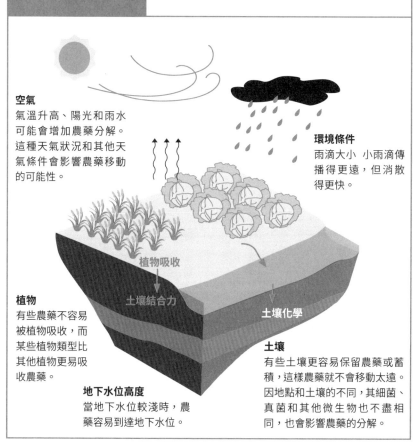

農藥對人體健康的危害

農藥對人體健康的危害，取決於農藥的類型、暴露量與時間。由於農藥種類繁多、結構複雜，中毒後可能產生多樣性的症狀與表徵，需要經過詳細的病史詢問、完整的理學檢查及鑑別診斷，才能眞正對症下藥。因此，一旦疑似農藥中毒時，請務必將現場能找到的農藥瓶罐一起帶到醫院提供醫療人員鑑識。

農藥中毒途徑

農藥中毒的途徑大致分爲：經由皮膚暴露進入人體；噴灑氣體、粉末、霧狀或蒸氣形態藥劑的過程中，經由呼吸道吸入；因誤服或刻意口服，進入體內由消化道吸收。因刻意口服的急性中毒，通常是以農藥做爲自殺工具所致。全球每年因農藥中毒而死亡的人數，高達數十萬人，其中喝農藥自殺就占了一定的比例。

使用農藥自殺，在臺灣也是常見的自殺方法。在政府還沒禁用除草劑

「巴拉刈」之前，死於巴拉刈中毒的自殺者每年都超過一千五百人，幾乎是每兩至三天就有一人喝農藥致死。在二〇一九年禁用劇毒農藥「巴拉刈」後，中毒人數雖大幅減少，但改用「固殺草」輕生的人數卻急速上升，一年中就有二、三十人，即使致死率只有6％，其後遺症卻相當多。

中毒後的症狀

中毒後，輕則頭暈、頭痛、噁心、嘔吐、出汗、四肢無力等，更嚴重些的隨著病程發展，可能還會出現流口水、腹痛、腹瀉、語言障礙、意識混亂等症狀。若是重度中毒，可能很快就陷入昏迷、大小便失禁、呼吸困難、脈搏微細，甚至迅速死亡。但在急性中毒時，這些症狀往往在很短時間內就可能同時出現，甚至導致死亡，而讓人措手不及。

慢性長期農藥中毒的影響

慢性長期農藥中毒會影響大腦、神經系統，長期刺激眼睛和皮膚，並干擾身體的內分泌系統，甚或導致癌症。在慢性過程中可能會出現：毛髮脫落、皮膚紅疹、眼睛充血或發炎，以及出現昏睡、四肢不協調、食欲不振等，但這些異常現象需要靠中毒者本身的自覺才能發現。

也有研究顯示，農藥中的化學物質容易侵害嬰幼兒與兒童，會對發育中的大腦造成損害，造成智商下降甚至導致智能障礙。大量農藥暴露，還會影響發育中胎兒的內分泌系統，尤其是在生殖發育的關鍵時期暴露農藥，不論暴露時間長短都可能會造成永久性影響。實驗證明部分具生殖毒性的農藥，會損害男性生育能力，長期暴露其中會減少精子數量，降低精子活性，進而導致不育。

農作物上的農藥殘留問題

對於農作物而言，必須施以足夠量的農藥以維持一定時間的藥效，才能發揮有效的防治效果，因此農作物上必然會有農藥殘留。但對於食用者而言，蔬菜、水果是賴以生存的營養來源，每天都會食用，因此即使只是

農藥對人體健康的長短期影響

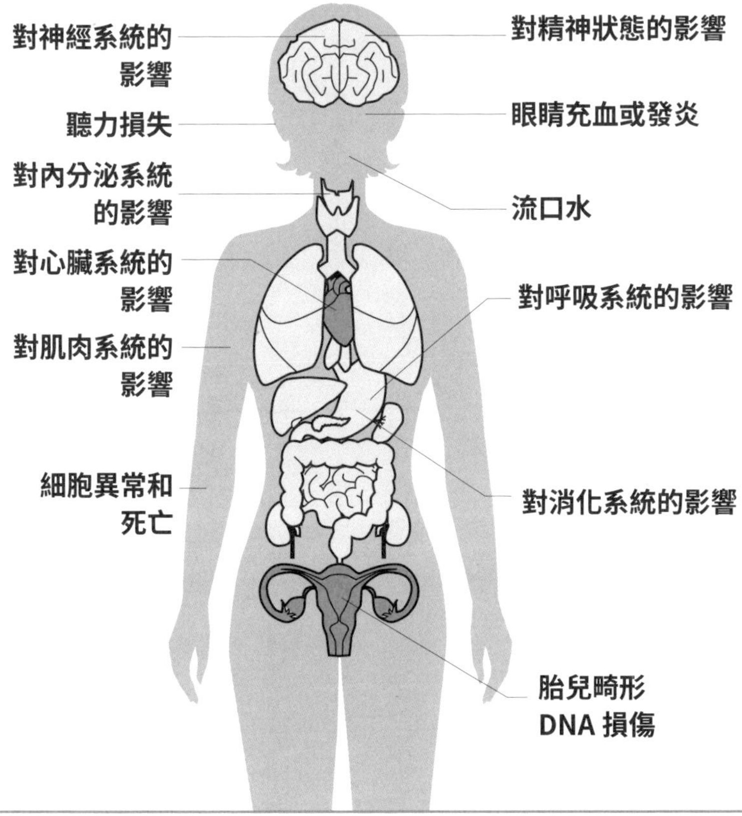

微量的農藥殘留，都會讓人心生食用上的安全疑慮。

農藥殘留因素與型態

農作物上的農藥殘留量與殘留型態受諸多因素影響，例如農藥結構，是親脂性還是親水性；農藥劑型，是粉劑還是粒劑、可濕性粉劑、乳劑；施用農藥的時間與方式，在幼苗期、生長期或是採收期施用農藥；農作物的種類，葉菜類、根菜類、果菜類，表面光滑、蠟質、凹凸不平的蔬果，果皮薄、蠟質少的水果，或是葉面不光滑有絨毛的葉菜類等，所導致的農藥殘留量與殘留時間都不盡相同。

例如小白菜、菠菜等小葉菜類蔬菜，生長期短、病蟲害較多，整株葉片都需噴上農藥。包心白菜等包葉菜類，農藥多殘留在外葉，內部菜體與農藥接觸機會較少。

紅蘿蔔、白蘿蔔等根菜類的食用部位在根部，如果施用的是系統性農藥，植物根部可能會有來自其他部位農藥的轉移或累積，但藥劑濃度多半已被稀釋；如果施用的是接觸性農藥，由於它是噴灑在地面部位，對於生長在土壤下的根部而言，其農藥殘留相對較低。

表面光滑的果菜較不易附著農藥，表面凸凹不平或有絨毛、細刺者較易黏著農藥，表面蠟質愈厚者，愈容易吸收親脂性農藥。而需要去皮食用的蔬菜，只要除去外皮即可減低農藥殘留。

同時，環境條件例如陽光、雨水、溫度、濕度，也都會影響農藥殘留量與作物吸收藥劑的速度。例如有些農藥不易揮發與光分解，但下一場雨可能就淋洗掉近七成的藥劑，或是透過風吹加速葉面農藥的揮發。而有些農藥則是部分經由高氣溫而揮發消失，部分經由日光中的紫外線分解、成爲代謝產物，或是水解、氧化等等。陽光強弱、田間含水量多寡，也都會影響藥劑的吸收與分解速度。

農藥半衰期

而農藥在環境中持續至分解的時間，也就是所謂的半衰期，依不同的農藥累積性長短，從少於十六天至六十天以上、甚至數十年都有。在大多數情況下，是指農藥的有效成分或原體的半衰期，而不是指配方成品農藥。例如含重金屬農藥的半衰期可達十至三十年，有機氯農藥的半衰期二至四年，有機磷農藥的半衰期較短大約七天至二．五個月，氨基甲酸鹽農藥的半衰期大約七天至一．五個月，其他農藥的半衰期從三、四天至六個月不等。

在一次半衰期後，農藥的有效成分將分解掉原始量的50％；經過第二次半衰期後，有效成分剩下25％；經過第三次的半衰期後，約只剩12％，如此分解一直持續到剩餘的殘留量幾乎消失。但是農藥本身的化學物質，以及土壤、水中、植物和在室內或室外等環境條件，都會影響農藥分解的速度。

同時，半衰期愈短，相對地農藥維持效果的時間也較短，農民為達成效果可能會需要多次施放農藥，如此反而增加農藥暴露的機會。另外，農藥完全分解後，有時它並不是真正完全消失，而是可能形成新的化學物質，而新化學物質所具有的毒性，有可能比原來的化學物質更高或更低。

使用違規農藥

另外，根據農業藥物毒物試驗所每年所進行的農藥殘留監測研究分析報告，不符合規定的農藥殘留有七成以上是農民使用了未登記、也未核准使用在該項作物的藥劑，或是任意提高施用濃度、劑量，以及沒有遵守安全採收期規範所導致的超量農藥殘留。甚至有部分農民私自使用非法藥廠或藥販所製造、販賣的僞農藥，或未登記的肥料中摻雜有禁用農藥，導致了更嚴重的違規殘留問題。

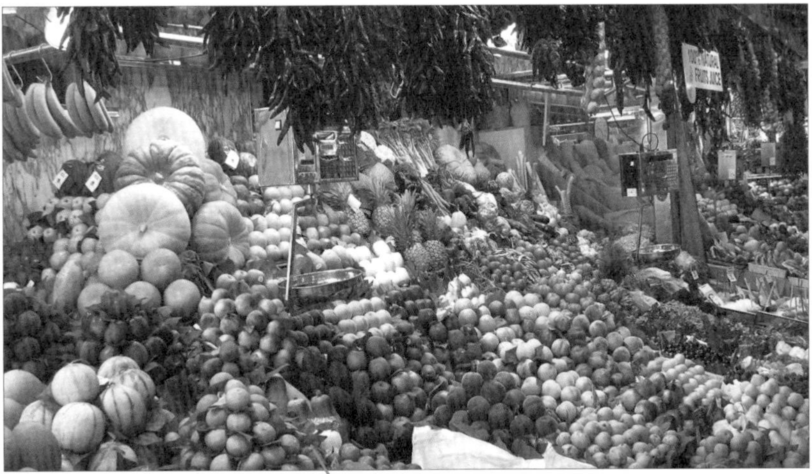

琳瑯滿目的蔬果

農民正確施藥

要減少作物上的農藥殘留，從源頭做起非常重要。農民應選擇正確的農藥對症下藥，並務必使用蔬菜用農藥。施藥期間，應依生長期施用適當的藥劑。施藥時，不任意改變稀釋倍數與施藥量及增加施藥次數，並注意噴藥部位正確施藥。同時，不混合多種農藥使用，以及不使用未經核准施用的藥劑。

選購當地、當季生產的蔬果

而在消費者部分，首先消費者應盡量選購當地、當季生產的蔬果（非當季、搶收、連續採收的蔬果，通常會使用更多農藥來催熟），並選擇有產銷履歷標章的農產品、有機農產品，選購蔬果時也應盡量多樣化。諸如紅蘿蔔、白蘿蔔、馬鈴薯等根類蔬菜，比較耐放，買回後擺放在涼爽通風處，在常溫下放置兩三天，也能幫助農藥降解。

食用前充分清洗

其次，在食用前，只要經過水洗、去皮、去殼、煮沸等處理，通常即可去除大多數的農藥殘留。國外已有多項針對不同清洗方法去除農藥殘留的效果的研究，這些研究指出去除水果果皮、根莖類蔬菜外皮、包葉類外葉，即可減少大部分甚至全部農藥殘留。研究也都指出，水洗和煮沸是一般家庭中去除農產品農藥殘留最有效的方法。

其他常見的清洗方法，尚有加鹽、醋、小蘇打、蔬果清潔劑，以及使用微氣泡超音波、臭氧清潔機等清洗。實驗證明蔬果在2%的鹽水中，或是添加2－3%小蘇打粉、食用醋的水中浸泡十分鐘，確實可以洗掉一些農藥。但就如同前文所提到的，農藥的種類繁多、結構複雜，有些易溶於酸或易溶於鹼，在不知道是哪種農藥殘留的情況下，農藥遇酸、遇鹼轉變成其他物質或變得更毒，都是有可能的。清潔劑雖然能有效清除農藥，但農藥清除了卻殘留清潔劑。微氣泡超音波只能除去外表髒汙、雜質，無法

正確的食用前處理，可有效去除農藥殘留

小葉菜類	如青江菜	清洗：75-85% *
果菜類	如甜椒	清洗 + 去除果蒂：80%以上
小漿果類	如草莓	流水清洗 + 去除果蒂：47-92%
水果類	如柑橘	流水清洗 + 去除外皮：43%以上
根菜類	如馬鈴薯	流水清洗 + 去除外皮：99%以上
瓜菜類	如小黃瓜	流水清洗：28-93%
包葉菜類	如高麗菜	去除外葉 2-3 葉：90%以上
豆菜類	如豇豆	清洗 + 去除果蒂：43-70%

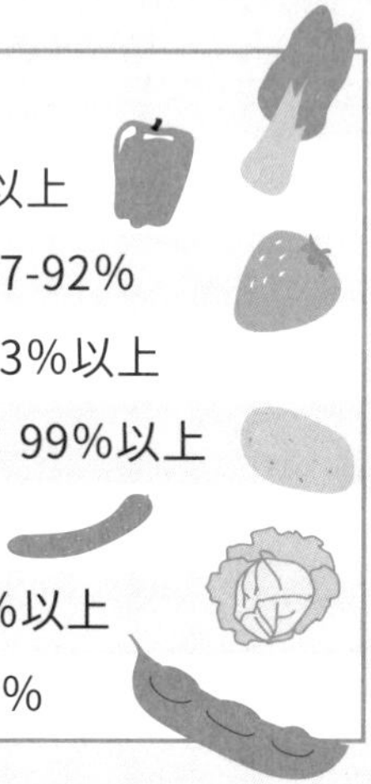

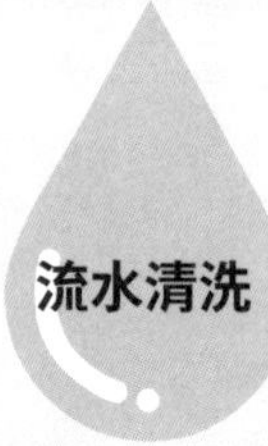

以流動水清洗 1 分鐘

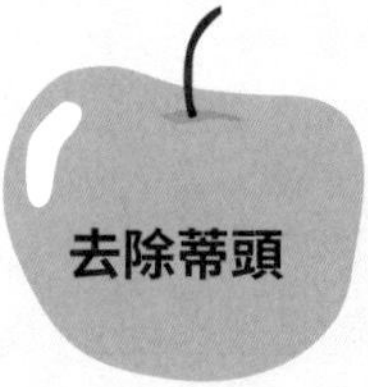

以流水清洗後，再去除果蒂

$$\text{* 去除率：}\frac{\text{（處理前的殘留值－處理後的殘留值）}}{\text{處理前的殘留值}}\times 100\%$$

眞正去除農藥殘留。而臭氧清潔，實驗顯示必須浸泡好幾個小時有可能眞正清除農藥，但現實中不可能這麼做。

總體而言，使用流動清水清洗蔬果，即能將農藥殘留量減少至安全標準以下。農委會也建議，蔬果先浸泡至少三分鐘讓農藥溶出，再用流動清水沖洗三遍，每一遍至少沖洗一分鐘。用溫水清洗效果也很好，農藥遇溫水更易被溶解。

蔬菜經過烹煮也能有效去除農藥殘留。蔬菜經過充分清洗後，不論是放入熱水燙熟、料理烹煮都能再去除一半以上的農藥殘留，記得要開蓋烹煮，讓農藥揮發散逸出去。

目前臺灣使用的核准登記農藥產品將近一千兩百種，而其農藥有效成分超過三百六十種，單一蔬果的成長期爲了除蟲、除草、促進生長，所施用到的農藥通常會有好幾種，使用一種方法就要有效清除所有農藥殘留幾乎不可能的事，因此最重要的還是在於源頭農民對農藥的正確使用。

農藥殘留最多與最少的水果與蔬菜

美國蔬菜、水果、農藥殘留

二〇二三年，美國環境工作組織依據美國農業部和食品藥物管理局最新的水果和蔬菜檢測數據，四十六種、超過四萬六千多樣品數（不同產地、國內種植或進口）的蔬果進行嚴謹分析，整理出農藥殘留最多與最少的蔬果排名。

為盡可能明確地檢測出消費者可能接觸到的農藥，在測試前，美國農業部會如同人們在家裡一樣地處理蔬果，該去皮的去皮、清洗乾淨後瀝乾水分再進行檢測，食品藥物管理局也同樣會對檢測樣品去除髒汙。然而，這些已經過清潔處理的蔬果，仍可檢測出超過兩百五十種的農藥殘留，甚至檢測出已被禁用的農藥成分。

在這份《農產品農藥殘留購物者指南》分析報告中更詳細指出，列在Dirty Dozen 清單上的十二項農產品總共檢測出兩百一十種農藥，其中除了櫻桃之外，每種農產品都被檢測到有五十多種不同的農藥；而每種農產品至少有一組樣品含有十三種以上不同的農藥，有的甚至多達二十三種。草莓的農藥殘留量已經連續多年排名第一，而在所有作物中被檢測到含有最多種農藥的是羽衣甘藍、綠葉甘藍和芥菜，以及甜椒與辣椒，分別含有一〇三種和一〇一種農藥。而被列在Clean Fifteen清單上的水果和蔬菜，將近65%的樣品沒有檢測到農藥殘留，只有10%的樣品含有兩種或更多種農藥殘留。

美國環境工作組織自二〇〇四年以來，所發布的Dirty Dozen和Clean Fifteen清單上所列示的蔬果項目，每年都大同小異，偶有新加入或移除其中一兩項農產品。

哈佛大學也做過相同的農藥殘留檢測，同樣以美國農業部的數據為資料來源，採用與美國環境工作組織類似的方法分析，分類為農藥含量高與農藥含量低兩類。這項研究列出的高農藥和低農藥作物名單，與美國環境工作組織的Dirty Dozen和Clean Fifteen蔬果清單基本上重疊，只有順序略有不同。哈佛大學的這項研究還發現，食用大量農藥殘留量

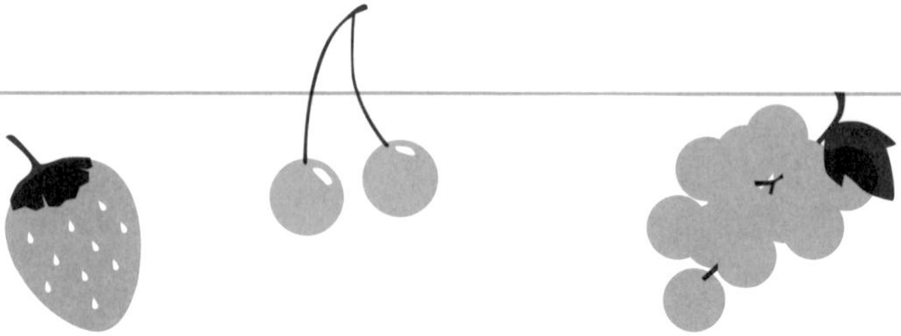

二〇二三年美國農藥殘留最多的蔬果（Dirty Dozen）

1 草莓　2 菠菜　3 羽衣甘藍、綠葉甘藍和芥菜

4 桃子　5 梨子　6 油桃　7 蘋果　8 葡萄

9 甜椒與辣椒　10 櫻桃　11 藍莓　12 四季豆

二〇二三年美國農藥殘留最少的蔬果（Clean Fifteen）

1 酪梨　2 甜玉米　3 鳳梨　4 洋蔥　5 木瓜

6 冷凍豌豆　7 蘆筍　8 甜瓜　9 奇異果　10 高麗菜

11 蘑菇　12 芒果　13 番薯　14 西瓜　15 紅蘿蔔

* 分農作物是為基因改造作物，如果想避免基因改造產品，請購買有機品種

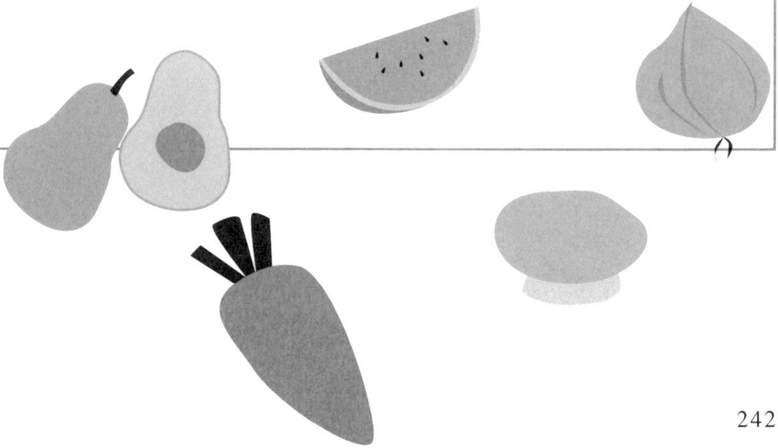

高的農產品可能會影響到生育能力。

臺灣蔬菜、水果農藥殘留

在臺灣，根據農業藥物毒物試驗所出版的一〇九年度蔬菜或水果農產品農藥殘留監測研究成果報告，其所檢測的十六類作物中，不合格率以豆菜類最高，因豆菜類屬連續採收作物，成熟期不一致，有些很可能還未到安全採收期即被採收。小葉菜類中的芹菜、韭菜、青蔥、芥藍、青江菜、菠菜及油菜，包葉菜類的青花菜，果菜類的秋葵、辣椒，瓜菜類的苦瓜，豆菜類的豌豆、菜豆及豇豆，根莖菜類的蘿蔔、芋頭等，不合格率大於5%，主要違規事項大部分是使用了未核准的藥劑，但蘿蔔、芋頭則是農藥殘留超出容許量。

在水果方面，大漿果類的百香果、木瓜，小漿果類的草莓，柑桔類的柳橙，核果類的荔枝、龍眼，瓜果類的洋香瓜等，不合格率大於5%，其中草莓、柳橙、荔枝、龍眼的不合格事項為農藥殘留超出容許量。

這項由農委會所主導的蔬菜或水果農產品農藥殘留監測，在進行檢測時蔬果均帶皮或帶殼且未經清洗，並以當時衛生福利部最新公告的「農藥殘留容許量標準」，來評估作物中檢出的農藥殘留量是否合格。其特別強調「容許量」是政府追蹤農藥販售與使用狀況的管理標準，主要在於進行源頭控管與農民輔導。

農藥殘留量高低資訊的發布，多少會影響消費者的購買決策，但要知道，農藥的施藥量不等於攝取量，容許量也不是人體健康的危害界限，蔬果農藥殘留不合格，不代表就是有毒蔬果。當然，「農藥殘留容許量標準」都是針對單一農藥制定，但一種作物可能同時存在好幾種農藥殘留，不免讓人有農藥殘留總量會超過安全限量的疑慮。農委會所訂定的農藥殘留容許量標準，都是在農作物未清洗、未去皮、未烹調的最高殘留狀態下，以及人體總暴露量低於每人每日容許攝取量（ADI 值）所做的安全評估。因此，只要農產品符合安全採收期的規定，檢出的農藥殘留量也在法定規範內，對人體就不會有健康危害的疑慮。反倒要注意的是，即使作物農藥殘留「零檢出」，也不代表就完全沒有農藥殘留，很多時候是「未檢出」，作物施用了沒有被包含在檢測項目中的偽農藥。

但是，對這些訊息感到恐慌、拒絕購買這些蔬果，並不是正確面對農藥殘留問題的態度，也會讓你失去部分營養素的攝取機會。在購買這些蔬果時，除了可考慮選擇有機產品，也應充分清洗乾淨經過適當處理後再食用。

所謂的有機農作物似乎也並不是完全不使用農藥，那些的農藥會比較安全嗎？該選擇哪種生產方式的農產品？

自一九四〇年代開始使用合成有機農藥後，已廣泛用於防治農產品的病蟲草害及提高產量。農藥使用後對食品的安全性，以農藥安全容許量（Tolerance）作為評估準則，其定義為農藥在符合農藥使用原則下所殘留在食品或農產品中的最高殘留限量（MRLs），在此限量內，國人長期接觸對其健康不會造成任何影響。訂定農藥最高殘留限量 MRLs，需具備三項基本資料數值加以評估得之：

1. 每人每日容許攝入量值（ADI 值）無不良反應的最高劑量（NOAEL），是以動物為試驗對象，經農藥長期餵食後不會產生任何病變的劑量。詳細來說，就是以農藥對試驗動物進行兩年餵食慢毒試驗、致變異性試驗、致腫瘤性試驗、致畸胎性試驗等，其結果均可以無毒害的劑量值。但人與動物畢竟是有所差異，因此轉換應用在人的時候，會考慮一個安全係數：一般為100，其中10代表動物與人之差異，另外一個10為人與人之間之差異；如安全係數拉到1000，則代表此為易感受的類別（高風險），故需要以更嚴謹的安全係數處理。當NOAEL值除以安全係數，則可得到每人每日容許攝入量值（ADI值），其單位為mg/kg body weight/day，即每公斤體重的人終身接觸而不會有任何病變的劑量。另外，因動物毒性試驗有其標準實驗室操作準則，故求得之NOAEL及ADI值國際間可通用。如聯合國國際食品法典委員會（CAC）及美國環保署（USEPA）所製備之ADI值即常為各國所引用。而在各國自由貿易下，CAC下設農藥殘留標準委員會（CCPR）亦制訂各種農藥在農產品中的最高殘留限量，要求各國參考。

2.農藥在作物中之實際殘留量　本數據由國內農藥登記時所進行的作物殘留量消退資料所得，即依農藥推薦使用方法施用於作物上，不同時間採樣進行殘留量分析，在接近安全採收期時得到之殘留量值。

3. 每類作物之國民平均取食量　將臺灣常見農作物，如米類、雜糧類、包葉菜類、根菜類等，根據國人平均每人每日對各類作物的消耗量，計算出國民平均取食量。利用上述資料，計算出（2）×（3）為總暴露量，此值需小於（1）才算安全；而 MRLs 最主要是參考（2）所訂定。

選擇具有三章一Q的農產品，能夠確保農產品在生產過程中減少化學農藥的使用，並促進環境的可持續性。三章一Q，是指 CAS 臺灣優良農產品、產銷履歷農產品（TAP）、有機農產品等三種標章，以及臺灣農產品生產追溯的 QR Code，相關標章制度差異可參考下圖（來源：臺北市農業主題網）：

制度別 \ 比較重點		消費者把關了什麼？產製過程：安全用藥	產製過程：不用農藥	產製過程：風險管理	產製過程：環境親和	產品品質：藥殘合格	產品品質：未檢出藥殘	產品品質：安全無虞	讓消費者查到什麼？產製者	產製者簡介	產製場所位置	產製日期批次	產製作業紀錄	標示違規會怎樣？移送檢調	行政裁罰	影響資格
標章制度	有機農產品		●		●	●	●	●	●		○			○		●
	CAS 優良農產品	●		●		●		●	●		●	●		○		●
	產銷履歷農產品	●		●	○	●		●	●	○	●	●	●	○		●
溯源制度	農產品生產追溯								●	●	○					●
	國產牛肉生產追溯								●		○					●
	散裝雞蛋溯源標示比較重點								●		○					●

有機農產品　　CAS 優良農產品　　產銷履歷農產品

毒與癌症

「劑量決定毒性！」毒理學是預防醫學，也是安全科學

若從毒理學的角度來看「致癌物」，癌症的發生主要導因於細胞修復機轉功能不完全所致，即DNA的修復不全、細胞無法正常凋零，以及無法終止細胞增生。

癌症成因與致癌物

對人體有害的物質都視爲毒物

癌症的形成原因

癌症，不是單一疾病，而是一類疾病的總稱。癌症的發生原因不明，主要是因細胞不正常增生所致的疾病。人體平均大約有三十七兆個細胞，每個細胞在進行細胞分裂的時候，大概就會有三十至三千個地方產生錯誤。在人體生長的過程中，細胞已經分裂了非常多次，也累積很多的錯誤，但人體有修復系統，會對這些錯誤進行修補。不過，體內修復系統隨著時間的積累有時會失效，造成細胞內的基因突變，就是走向癌細胞誕生的起點。

「癌」會發生在全身的任何部位，因此通常以病灶出現的器官命名，例如出現在肺部就稱爲肺癌，在肝臟則爲肝癌。但即使是生長在同一個器官內，因變異起源細胞不同，也會有不同的名稱，例如肺癌可以再分爲肺腺癌、小細胞肺癌、大細胞肺癌等。這種疾病共同的特性，除了不斷的生長及壓迫局部組織外，還會發生轉移而難以根治，最終導致死亡。

雖然癌症形成的眞正原因至目前仍未知，但可以大致區分爲內源性和外源性的因素。

內源性因素

諸如免疫缺陷，或是先天家族內基因就帶有一些突變等。據統計，約有5－15％的癌症是由於家族的先天遺傳因素所造成。

科學家們發現人類身上有一群與癌症關聯性幾乎具絕對因果關係的基因，只要帶有這項基因變異，幾乎肯定會得癌症。例如目前已知與乳癌相關的基因BRCA（遺傳性乳癌基因BRCA1與BRCA2基因），這個基因最早是從家族性容易得乳癌的人身上找出的基因，所以用英文Breast Cancer命名。

另外一群與癌症關聯性很高的基因，雖然不是只要突變必然致癌，但會大幅增加罹癌風險，絕大部分都是代謝相關的基因，像是酒精代謝的酵素乙醛去氫酶（以下簡稱ALDH2）。酒精在肝臟代謝會先經過乙醇去氫酶（ADH）代謝成有毒的乙醛，再由ALDH2代謝成無毒的乙酸。當身體缺乏ALDH2，無法正常代謝乙醛，會導致過量累積，進而造成血液中的乙醛濃度升高。而乙醛已經被世界衛生組織國際癌症研究署（IARC）列爲人類的一級致癌物，必須注意的是臺灣高達近一半的人有ALDH2缺陷。

同屬醛類家族的化合物中，還有一個惡名昭彰的「甲醛」。它們都是會直接結合在體內的DNA上面，造成DNA受損，不但會損害身體健康，更會提高癌症的發生率，尤其是食道癌、口腔癌等。

但只要基因一突變，就一定會得到癌症嗎？其實並不盡然。基因突變要在兩大類的基因上突變才有可能造成細胞癌變，一類是致癌基因，另一類則是抑制癌症基因。這兩種基因的區別在於，致癌基因只要分別來自父母的成對基因其中一個突變了，就會使正常細胞加速轉化爲癌細胞；但抑癌基因，則需要一對基因同時產生突變才有可能發生癌症。這兩類基因對於癌症的發生，是特別有關聯的。

外源性因素

除了基因突變會是罹癌的危險因子，環境因子是另外一個重要影響癌症發生的因子。環境中的致癌因子可簡單分為物理性、化學性及生物性因子。

物理性因子。例如輻射線，輻射線事實上可以分為好幾種，但真正會攻擊DNA造成癌症的是「游離輻射」。游離輻射又可以分為電磁波與粒子輻射，游離輻射像是X光、γ射線等能量較高的輻射，足以使電子游離出原本的軌道釋放出大量的能量，破壞DNA結構造成傷害。人體暴露的輻射線主要都是來自地殼輻射，長期來說暴露量是穩定的，不須特別擔心，需要留意的是額外的輻射暴露，主要來自於醫療暴露如X光、電腦斷層掃描等。

二〇一一年日本發生福島核災，核電廠發生爆炸後溢出的輻射物質進入到太平洋，經過幾年下來臺灣附近海域也都有了輻射線汙染。因為部分輻射物質的半衰期長（如鍶90，半衰期為二十九．一年），有些也與體內具生理功能的金屬離子有著近似的特性，進入人體後會被當作是一樣的微量元素，長期存在身體裡面不易排出，需要特別留意。

石棉是除了輻射線外另一種物理性的致癌物質，吸入肺部不易排出，造成肺部發炎，使得肺細胞不斷地修補受傷增生而造成癌症的發生。如果跟一般人相比，在石棉工廠工作而長期暴露到石棉的人，得到肺癌的機率是一般人的五倍。

生物因子。絕大部分是病毒，例如B型肝炎病毒、C型肝炎病毒、人類乳突病毒或是疱疹病毒等，人體受到感染後都有可能造成不同癌症的發生。目前這些病毒都已有疫苗開發出來可以預防，也因此臺灣的肝癌、子宮頸癌發生率已經逐年在慢慢下降。

另外，胃癌是目前唯一一個被認爲會由細菌感染造成的癌症，胃幽門螺旋桿菌會在胃部造成潰瘍，使得胃一直持續不斷地發炎、癒合，細胞一直在增生修復，就容易產生突變。目前已發現可以透過預防來降低這種癌症的發生率，亦即利用呼氣檢測胃幽門螺旋桿菌的代謝物，就可以確定是否受到感染；感染後可以透過抗生素治療，所以目前胃癌是比較容易可以設法去降低風險因子的。

化學因子。化學致癌物可概分爲無機重金屬（例如鉻、汞、砷）、有機物質（例如多環芳香烴類、含苯環的化學物質或是黃麴毒素、黴菌毒素等），以及環境荷爾蒙（例如塑化劑）等三大類。正常細胞暴露於這些化學物質中，所產生的基因變異累積下來就會增加癌症的發生率。

最著名的例子是苯（a）駢芘，屬於多環芳香烴類，常出現在香菸、汽車廢氣、廚房油煙、燒焦烤焦的食物等。苯（a）駢芘通常是經由食物攝入、呼吸吸入或皮膚接觸進入人體中，由於它不是水溶性物質，人體很難將其清除。經過代謝後苯（a）駢芘會產生活性代謝物，攻擊人體細胞內的DNA並結合在DNA上面。而當細胞增生DNA需要進行複製時，DNA聚合酶（一種幫助DNA進行複製的蛋白質）過來結合DNA片段的時候，等於有一個多餘的東西卡在那裡，就沒有辦法正常的結合DNA順利進行複製，就有很大的機會造成基因突變。如果產生的突變剛好發生在致癌基因或是抑癌基因上面，擾亂了它們的正常功能，就會使細胞處在癌變的起點上。

此時若是再暴露於誘發細胞增生的物質中，如環境荷爾蒙，就會使細胞因爲生長太過快速，沒有時間停下來修補DNA，更容易累積更多的突變，這些帶著突變的細胞就會繼續往癌細胞的方向發展下去。

環境因子已證實會影響到人類罹患癌症的速度，因此除了盡量避免接觸到可能致癌的環境因子外，運動也可以降低癌症的發生率。研究發現，每週規律運動的人，其癌症發生的時間確實得以推遲。原因在於運動可以將體內不好的代謝物，包括一些外來的致癌物等快速地代謝掉，讓它們影響身體的時間減短。

致癌物

前文所述的「參考劑量」在毒理研究上，被視作人類暴露在非致癌物下的「閥值」，也就是對人類身體造成不好影響的門檻。只要在門檻內，就是所謂的安全劑量。但這是非致癌物的範疇。

若從毒理學的角度來看「致癌物」，癌症的發生主要導因於細胞修復機轉功能不完全所致，即DNA的修復不全、細胞無法正常凋零，以及無法終止細胞增生。因此，科學家們認爲，人一旦暴露在致癌物之下，不論劑量多低，只要修復機轉無法確實進行，就一定會產生健康風險，關鍵在於這個健康風險有沒有大到讓你致癌。基本上，如果產生的風險低於百萬分之一，就是一般大衆與毒理學中較能接受的風險程度。

致癌物也有分等級，不是被列爲致癌物就一定會致癌，目前科學界對於哪些物質是致癌物的依據，主要來自於世界衛生組織（WHO）下的國際癌症研究中心（IARC）所公告的致癌物分級。

從次頁表格和敘述可以發現，IARC致癌物分級的依據，在於不同實驗的「證據」。換句話說，這個分類並不是「物質的致癌程度」，而是IARC對「這個物質是致癌物」的「信心程度」。所以，不見得「三級就是比二級安全（沒有致癌風險）」，當原本在第三級的致癌物找到足夠證據時，就可能被重新分配到前面的類別裡了。

在二〇一五年時，IARC宣布把火腿、香腸等「加工紅肉」列入第一級致癌物；牛、豬、羊等「紅肉」列爲第二級（2A）致癌物，曾造成大衆一陣譁然，甚至出現「世衛組織：致癌風險加工肉等同砒霜、紅肉等同除草劑」的新聞。確實，這樣駭人聽聞的內容很引人注意，但「劑量」這個重點卻略而不提。砒霜微小劑量就會對人體造成危害，但培根也是嗎？吃一口紅肉跟吃一口除草劑，結果會是一樣嗎？請記住，前文一再說明致癌物的分級標準是「證據」，並非被分在同一類的物質，就會在同樣的條件下跨越那條「百萬分之一」的致癌風險線。是否致癌，重點還是在劑量。

另外要提醒的是，癌症是「多點激發」，是很多致癌因子交互影響而致病，人體對毒物的反應機制包含了「吸收、分布、代謝、排出」，除了吃的東西，我們的作息、運動等生活習慣，也會影響癌症的發生機率。

記住，不論是致癌物還是非致癌物，劑量都是決定毒性的關鍵。

IARC 致癌物分級

第一級 (Group1)	對人體有明確致癌性的物質或混合物。如馬兜鈴酸、苯、黃麴毒素、放射性物質、石綿、戴奧辛等。
IARC 敘述：Carcinogenic to humans，對人類有致癌性	
第二級 A 類 (Group 2A)	雖然在人類流行病學研究上的證據有限，但於動物實驗上確定是致癌物，也有發現細胞的致癌機制。如氯黴素、甲醛、多氯聯苯、丁二烯、硫酸二甲酯、環氧氯丙烷、苯乙烯、三氯乙烯、四氯乙烯、柴油引擎廢氣等
IARC 敘述：Probably carcinogenic to humans，對人類極有可能有致癌性	
第二級 B 類 (Group 2B)	雖然和 2A 類一樣有動物實驗的證據，但還不確定致癌機制，因此 B 類證據會比 A 類薄弱些。對人類為有可能致癌物，對動物為很可能也是致癌物。如黃樟素、四氯化碳、電磁波、二異氰酸甲苯、汽油引擎廢氣、乾洗業等。
IARC 敘述：Possibly carcinogenic to humans，對人類可能有致癌性	
第三級 (Group 3)	沒有足夠的動物或人體資料可以證明是致癌物。如咖啡因、食用色素等。
IARC 敘述：Not classifiable as to its carcinogenic to humans，未能分類其對人類的致癌性	
第四級 (Group 4)	依據現有的證據，認定對人類可能沒有致癌性（可以注意一下，IARC 的敘述是「Probably not carcinogenic」）。
IARC 敘述：Probably not carcinogenic to humans，對人類可能沒有致癌性	

致癌試驗的動物實驗

要確定一種物質是否具有致癌作用，主要是透過動物實驗和人類流行病學調查而得。科學家使用某些藥劑作為癌起始物和癌促進物塗抹在老鼠背部皮膚上，是一種經常被使用的動物實驗模式。這最初是用來研究一些物質的致癌作用，近來則被廣泛用來作為研究抗癌藥物的動物實驗模式。

其中一項對老鼠進行致癌試驗的經典實驗，他們在老鼠的背上塗抹兩種物質，一種是會增加DNA突變的起始物，另外一種則是不會讓DNA突變但會促進細胞增生的促進物。

實驗分成好幾個組別，在第一組中，如果在老鼠的背上只有塗上起始物使牠的DNA發生變異，經過一段時間後並不會觀察到腫瘤發生。但在第二組可以發現如果塗抹起始物後，再接續塗抹好幾次的促進物去促進細胞增生，此時老鼠的背上就會長出腫瘤。組別三則是塗抹起始物後，中間休息一段時間，再塗抹促進物，可發現老鼠還是會長出腫瘤；但反過來，先塗抹促進物後再塗抹起始物的話，老鼠是不會長出腫瘤的，只塗抹促進物也不會長腫瘤。最後一個組別，塗抹起始物後再塗抹一樣數量的促進物，但每次塗抹的間隔拉長，經過同樣的時間老鼠卻不會長腫瘤出來。這是因為每一次的增生過程，中間有停滯期讓細胞有時間去修補快速增生過程中產生的額外突變，讓細胞累積突變的速度變慢，這樣子就可以減緩腫瘤的生成。

從這個實驗可以知道，人的一生中是無法完全避開會讓DNA產生突變的物質，即使讓接觸機率降至最低，身體的DNA在複製的時候還是會難免出錯。但假使我們讓每個促進物進來的時間間距增加，讓細胞有時間去修復出錯的DNA，吃健康的食物減少接觸到會增加突變的物質，多喝水並充分的運動讓代謝速度變快，把這些進入身體不好的物質早點帶出去。這樣在這一生當中，去減緩身上突變的細胞發生，就算發生了讓它再變成癌細胞的速度變慢，如此一來就可以讓我們維持健康狀態的時間拉長，而遠離癌症。

毒物推動人類完善政策

離不開毒的社會更需要毒理學

知毒三大學

毒理學的應用範圍相當廣泛，任何可能造成生物不良反應的情形都能涵括在毒理學中，但其主要可分爲三大領域，分別爲機制毒理學、描述毒理學，以及管制毒理學，而這三大領域的共同核心爲風險評估。

機制毒理學

機制毒理學的研究領域涉及細胞生物學與分子生物學，主要在於研究有害物質的暴露途徑、引起的毒性反應機制，以及生物體爲了保護自己而啟動的防衛機制等。在此領域中，可簡單利用下列四個步驟評估化學物質的作用機制。

步驟一：化學物質經由各種途徑進入到生物體

大部分的有害物質對生物體來說是屬於外來物質，人類可能藉由食入含有汙染的食品、吸入空氣中的汙染物質，或是經由直接接觸而使有毒物質進入身體中。

步驟二：化學物質直接作用到目標器官中，或其經生物代謝後產生的有害物質作用到標的器官中

不同的化學物質進入身體後，會產生不同的反應。有些化學物質本身具有毒性，可直接造成人體的損傷，如一氧化碳會競爭紅血球的氧氣結合位。有些化學物質本身沒有毒性，但是當此類物質被人體吸收並經由消化器官代謝後，所產生的代謝產物卻具有毒性；例如甲醇在肝臟經過氧化代謝後，會產生甲醛和甲酸。甲酸又稱為蟻酸，為螞蟻的化學武器，也是甲醛進入體內後造成毒性的主要物質，當過量甲醇代謝產生大量甲酸時，可能會造成永久性失明。

毒物進入人體的反應機制

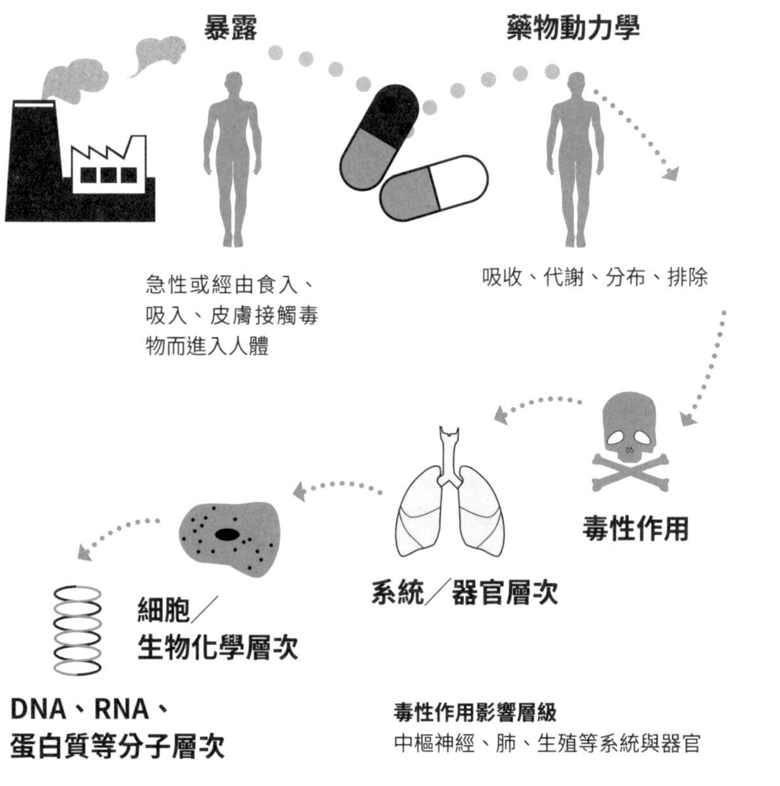

步驟三：此毒物產生的毒性損傷，造成器官受損進而失去功能

同上例，一氧化碳競爭紅血球結合氧氣的位置後，會使得紅血球沒有多餘的位置攜帶氧氣，嚴重時會導致人類窒息死亡；而當人類飲用甲醇，並被肝臟代謝產生大量甲酸時，會造成噁心、嘔吐、失明，甚至可能造成死亡。

步驟四：器官在受損後，會啟動修復機制並產生適應症，但若是此損傷無法被修復，最後可能會壞死

當人類缺氧時，腎臟會分泌紅血球生成素，以刺激成熟紅血球的生成，而紅血球的增加，可以幫助人體攜帶更多的氧氣。此為人體在應對缺氧時，所產生的適應症。

描述毒理學

描述毒理學的研究領域當中，利用各式各樣的毒性試驗檢測化學物質的毒性，並描述其毒性結果，例如多少化學物質會導致疾病或死亡，為民衆及政府提供化學物質的安全性評估資訊。爲了使毒性測試結果能在國際之間通用，化學物質進行檢測是依據經濟合作暨發展組織（OECD）的化學品測試指引（這是一套國際公認的化學品測試規範）進行試驗。目前常用的毒理試驗，主要可分爲四大類：

・急性毒性試驗

觀察給藥後十四天內產生的急毒性反應，試驗內容包含口服、皮膚、呼吸的急毒性反應，以及化學物質對眼睛、皮膚的刺激性，並觀察動物在暴露化學物質後是否產生中毒症狀。

・亞慢性毒性試驗

試驗內容包含九十日餵食毒性、九十日呼吸毒性，以及九十日神經毒性。實驗主要目的，在於根據實驗動物各項生物指標的反應，訂定無不良反應的最高劑量。無不良反應的最高劑量，意思是在沒有任何副作用產生的情形下，動物所暴露到的最高劑量。

・慢性毒性試驗

實驗內容除了觀察動物的無不良反應的最高劑量值，也包含長期餵食毒性、致癌性、生殖毒性、出生前發育毒性。觀察長期暴露在化學物質下，是否會促使動物產生癌症，或是對生物的生殖發育產生不良的影響。

・致變異性試驗

試驗項目包含細菌基因逆向變異試驗、哺乳動物細胞染色體體外試驗，以及哺乳動物細胞遺傳學體內試驗。此試驗的目的，主要是爲了觀察化學物質是否會促使生物的基因產生突變。

管制毒理學

管制毒理學是研究制訂保護人類健康和環境免受化學品侵害的法規、政策和指導方針的毒理學學科。其研究資料主要來自機制毒理學與描述毒理學，根據這兩大領域所獲得的研究成果進行安全性風險評估，並設立化學物質的管制標準。

跨世代效應研究

懷孕時期

生活中化學混合物，例如驅蟲劑、塑膠添加劑、戴奧辛、殺蟲劑等的暴露

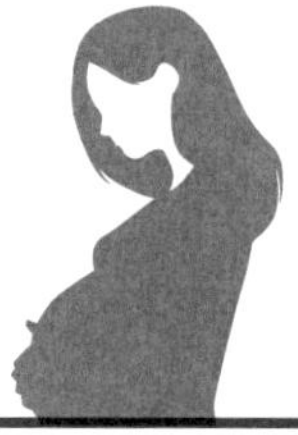

子女

無暴露

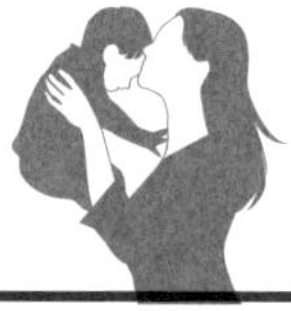

孫子

無暴露

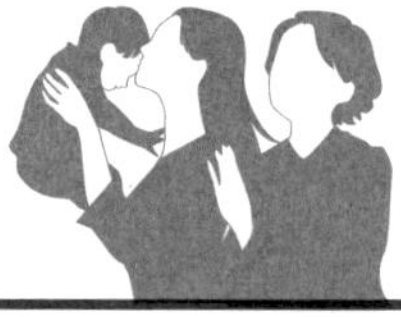

曾孫

無暴露

研究結果顯示對健康影響：提早進入青春期，女性卵子數量減少，男性精子缺陷死亡率提高

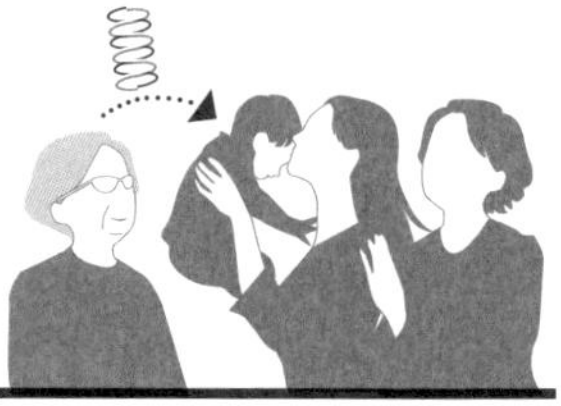

* 華盛頓州立大學以老鼠為主所進行的研究

管制毒理學通常與政府機構有關，而這些機構的規模和運作範圍可能差異很大，如聯合國的辦事範圍覆蓋全球，而城市機構則僅限於該市的區域內。例如：

- 一九〇六年，《純食品和藥品法》，爲二十世紀美國消費者保護法的第一部分，此法條的設立促使美國食品藥物管制局的建立。
- 一九二五年《日內瓦議定書》，《禁止在戰爭中使用窒息性、毒性或其他氣體和細菌作戰方法的議定書》，禁止化學及生物武器的使用，避免大規模的破壞及傷亡。但是某些國家在戰爭中屢次違反這一準則。至一九八四年十二月三十一日，批准或加入的共一〇八個國家和地區。議定書宣布：禁止在戰爭中使用窒息性、毒性或其他氣體，以及類似的液體、物質或器件；各締約國同意將這項禁令擴大到禁止使用細菌作戰方法。
- 一九三八年《聯邦食品、藥品與化妝品法》，爲美國國會通過一系列有關食品、藥品、化妝品法案的總稱，這些法案賦予了美國食品藥物管制局監督食品、藥品、化妝品的權力。

- 一九七〇年《職業安全衛生條例》，職業安全衛生條例，確保工人具有安全與衛生的工作環境
- 一九九〇年《化學品註冊、評估、許可和限制法案》，爲歐盟對於進口化妝品所進行的管制，並實行安全監控。

在管制毒理學中，法規、政策與指導方針的區別：法規，是政府機構發布的具有法律效力的規則或命令，通常由政府部門的專家制定以執行立法。政策和指導方針，是闡釋和說明法規的原則和方法，政策和指導方針不具有法律效力，但提供重要方向。

量化中毒危險，確認可接受風險

所謂風險，即事件發生的機率。就毒理學上的定義，為個人暴露在一定量的危險後，發生健康影響的機率。

風險的組成來自於毒性和暴露的劑量，將其結果進行量化並確定其嚴重程度。以食品安全為例，依據《食品法典》的定義，食品想要達到安全境界，必須做到「確保食品依其預期使用方式調理及食用後，不會對健康構成危害」。食品中若帶有危害（hazard），則此食品可能被認定為不安全，「危害」的定義是：食品中對健康具有潛在不良作用的生物、化學或物理因子或其情況。至於這些危害對健康究竟可能產生何等不良作用，必須考慮其「風險」的大小，而風險則是一個機率的函數。

風險，聽起來很抽象，因為它具有不確定性。我們的生活中無處不在、無時不有地存有「風險」，因此如何確認「可接受風險」，相對顯得重要。如果我們能將風險量化，對不確定性進行更爲準確的評估，進一步辨別可接受風險，所做出的決策就愈正確。風險與不確定性是一體兩面，因爲不確定，所以感到害怕，因此只要能分析並量化此不確定性，提供清楚資訊，民衆就能確認是否處於可接受風險內，或進一步評估是否需降低風險，做出正確的決策。

風險分析具有結構性的程序，此結構含有三個部分：風險評估、風險管理及風險溝通。

風險評估

風險評估是蒐集有關化學物質毒性作用的所有可用資訊，並對其進行評估，以確定與暴露相關的可能風險的過程。對於風險評估，在毒理學裡有四個步驟：

風險＝物質的毒性 × 暴露量的多寡，以暴露量決定毒性

步驟一：危害辨識

這是風險評估的第一步，蒐集不同來源如毒理學和流行病學研究的數據，評估此物質是否有毒，在特定的暴露情況下是否會造成人體的健康危害，以及導致何種健康效應。

步驟二：危害評估或劑量反應評估

描述此物質的劑量與不良健康效益的發生率之間的關係。

步驟三：暴露評估

評估此物質經由不同暴露途徑（包括呼吸道吸入、食入及皮膚接觸等）進入人體的劑量。

步驟四：風險特化性

這是風險評估過程的最後一個步驟，在相關的正常暴露狀況下，結合劑量反應評估與暴露評估的資料、同時總結科學資料的不確定性，並提供風險管理決策之健康風險的估算。

風險評估與風險管理流程之間的交互作用

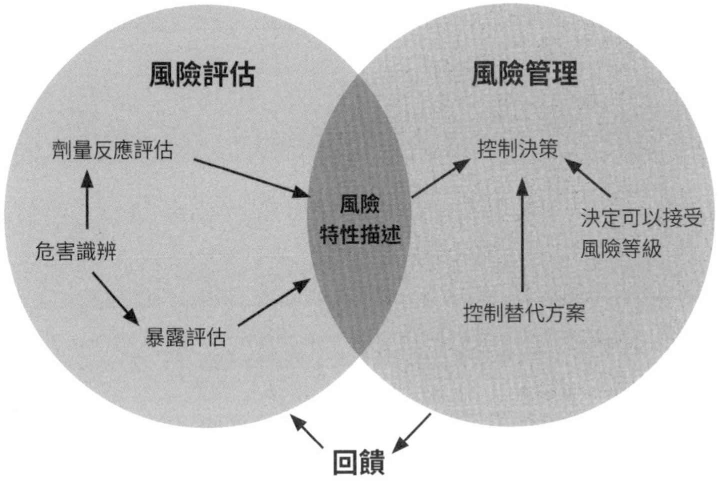

風險管理

風險評估的目的，是作爲接下來管理的依據，因此風險管理，即是根據風險評估認定疫病蟲害或環境汙染等存在之潛在危害，爲降低其風險所採行適當措施或限制條件，並進行利弊分析。

根據風險評估結果規劃一套可行且維護公衆健康的管理系統必須徵求多方意見，考量風險利益、公衆評價、保護消費者健康、提供研究和促進公平貿易等相關因素，在對的時機實施適當的防止、監控和監測方案，包括規章管理措施的制定，最終目的是降低風險的發生。

風險溝通

所謂風險溝通，是將評估資訊與相關單位、團體、機構或個人進行交流共享；其中，團體可包括國內外產業團體、外國政府、消費者團體。風險溝通應該在風險評估時就要開始，溝通的對象爲所有利害相關者，以食品安全議題爲例，對象應包括全民、業者、政府官員及科學家等，讓各方

$$\frac{\text{毒性推估值 RfV（POD）}}{\text{暴露總量估值}} = \text{MOE}$$

21 世紀風險矩陣（RISK21 Matrix）

這是一個簡單、高效能、透明化且視覺化健康風險評估的工具。矩陣的橫軸代表「人們每天暴露在這種物質下的量」，即暴露總量估算值 RfV（POD）；縱軸則是「每天每公斤攝取多少毫克（mg/kg/day）的此物質會有毒性」，即毒性推估值；值得注意的是愈往上劑量愈小，代表只要攝取微量的此物質就會有毒性。

將毒性推估值除以暴露總量估算值，會獲得暴露限值（MOE），而 MOE = 1，也就是左上右下相連的對角線，是我們評估風險的標準。當 MOE < 1，MOE 值落在右上綠色區塊的時候，表示只要些微劑量就會產生毒性、我們又暴露在高濃度之下，這樣的高風險需要關注。

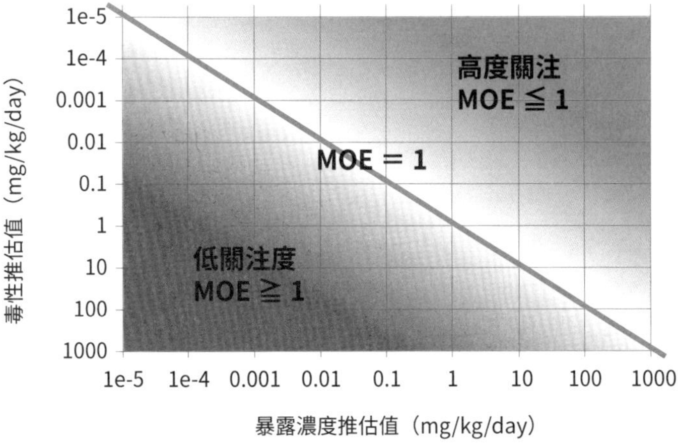

都充分理解，才能做出有效的風險分析。

風險溝通的三大類型：

一、**照護溝通**

對於要預防的危害進行溝通，以農藥殘餘量爲例，應讓民眾了解何謂超標及最大殘留安全容許量／最大殘留限量／最大殘留容許量等概念。

二、**共識溝通**

爲達到特定議題所進行的一切互動，例如豬油的提煉應從哪個部位大家較可接受？爲增加食物的來源可能從豬頭皮或是內臟而非脊背，這些需跟民眾溝通，且販賣時需標示清楚，提供民眾選擇。

三、**危機溝通**

通常發生在比較緊急的狀況，需由具代表性的主體去跟民眾溝通。包括已發生的危機或是事前預估到的危機，如口蹄疫疫情發生時，政府應對豬農進行相關的宣導和補助。

on Cancer, IARC)
多氯聯苯(Polychlorinated biphenyls, PCBs)
美國環保署(U.S. EPA)
國際癌症研究中心(International Agency for Research on Cancer, IARC)
三氯乙烯(Trichloroethylene, TCE)
次氯酸鈉(Sodium hypochlorite)
帝國化學工業(Imperial Chemical Industries Ltd)
美國衛生及公共服務部(Department of Health and Human Services, DHHS)
美國環境保護署(Environmental Protection Agency, EPA)
國際癌症研究中心(International Agency for Research on Cancer, IARC)
甲醛(Formaldehyde)
亞歷山大・巴特羅夫(Alexander Butlerov)
霍夫曼(August Wilhelm von Hofmann)
「乙型受體素」(β-adrenergic receptor agonists)
萊克多巴胺(ractopamine)
克倫特羅(clenbuterol)
沙丁胺醇(salbutamol)
特布他林(terbutaline)
妥洛特羅(tulobuterol)
齊帕特羅(zilpaterol)
西馬特羅(cimaterol)
培林(Paylean)
歐多福斯(Optaflexx)
湯瑪士(Topmax)
國際食品法典委員會(Codex Alimentarius Commission, CODEX)
塑化劑(Plasticizer)
賽璐珞(celluloid)
鄰苯二甲酸酯(Phthalates, PAEs)
鄰苯二甲酸二(2- 乙基己基)酯(Di-(2-ethylhexyl) phthalate, DEHP)
鄰苯二甲酸二辛酯(Di-n-octyl phthalate,簡稱 DNOP、DOP)
鄰苯二甲酸丁基苯甲酯(Benzyl butyl phthalate, BBP)
鄰苯二甲酸二異壬酯(Di-isononyl phthalate, DINP)
鄰苯二甲酸二異癸酯(Di-isodecyl phthalate, DIDP)
鄰苯二甲酸二乙酯(Diethyl phthalate, DEP)
鄰苯二甲酸二異丁酯(Diisobutyl phthalate, DIBP)
鄰苯二甲酸二甲酯(Dimethyl phthalate, DMP)
鄰苯二甲酸二丁酯(Dibutyl phthalate, DBP)
生物轉化作用(biotransformation)
三聚氰胺(Melamine)
三嗪類(Triazine)
李比希(Justus von Liebig)
三聚氰胺-甲醛樹酯(Melamine resin)
凱氏定氮法(Kjeldahl method)
歐洲食品安全局(European Food Safety Authority, EFSA)
美國食品藥物管理局(U.S. Food and Drug Administration, FDA)
雙酚 A(Bisphenol A, BPA)
亞歷山大・迪亞寧(Aleksandr Dianin)
光氧化反應(Photooxidation)
《2022 農藥地圖》(Pestizidatlas 2022)
聯合國糧農組織(FAO)
聯合國糧農組織(Food and Agriculture Organization of the United Nations, FAO)
環境工作組織(Environmental Working Group, EWG)
《農產品農藥殘留購物者指南》(Shopper' s Guide to Pesticides in Produce)

毒與癌症

致癌基因(oncogene)
抑制癌症基因(tumor suppressor gene)
B 型肝炎病毒(Hepatitis B Virus)
C 型肝炎病毒(Hepatitis C Virus)
人類乳突病毒(Human Papilloma Virus)
皰疹病毒(Epstein-Barr Virus)
苯 (a) 駢芘(Benzo[a]pyrene)
癌起始物(initiator)
癌促進物(promoter)
《純食品和藥品法》(Pure Food and Drug Act)
《日內瓦議定書》(Geneva Protocol)
《禁止在戰爭中使用窒息性、毒性或其他氣體和細菌作戰方法的議定書》(Protocol for the Prohibition of the Use in War of Asphyxiating, Poisonous or other Gases, and of Bacteriological Methods of Warfare)
《聯邦食品、藥品與化妝品法》(Federal Food, Drug, and Cosmetic Act, FD&C Act)
《職業安全衛生條例》(Occupational Safety and Health Act)
《化學品註冊、評估、許可和限制法案》(Registration, Evaluation, Authorization, and Restriction of Chemicals)
法規(regulation)
政策(policy)
指導方針(guidance)
《食品法典》(Codex)
危害(hazard)
21 世紀風險矩陣(RISK21 Matrix)
暴露總量估算值(Reference Value, RfV〔Point of Departure, POD〕)
參考劑量(Reference Dose, RfD)

中英譯名對照（依內文出現順序排列）

毒理學專有名詞搶先看
毫克（mg, milligram）
微克（µg, microgram）
半致死劑量（lethal dose at 50%, LD50）
無不良反應的最高劑量（non-observed-adverse-effect level, NOAEL）
每日可容許量（acceptable daily intake, ADI）
每日耐受劑量（tolerable daily intake, TDI）

前言
最大殘留容許量（Maximal Residue Level, MRL）
第一階段（phase 1）
氧化或還原反應（oxidation or reduction）
極性基團（polar group）
第二階段（phase 2）
接合反應（conjugation）
不確定因子（uncertainty factor，簡稱 UF）
不確定係數（modifying factor，簡稱 MF）

人毒共存的歷史
迪奧斯科里德斯（Pedanius Dioscorides）
弗朗索瓦・澤維爾・法布爾（François-Xavier Fabre）
蘇格拉底（Socrates）
安納托利亞（Anatolia）
米特里達梯六世（Mithradates VI Eupator）
米特里達梯（mithridatum）
蘇拉（Sulla）
摩西・邁蒙尼德（Moses Maimonides）
《論毒藥及其解毒》（Treatise on Poisons and Their Antidotes）
艾爾伯圖斯・麥格努斯（Albertus Magnus）
《羅密歐與茱麗葉》（Romeo and Juliet）
波吉亞家族（Borgia）
李奧納多・達文西（Leonardo da Vinci）
帕拉塞爾蘇斯（Paracelsus）
劑量－反應關係（dose-response relationship ）
馬修・奧菲拉（Mathieu Orfila）
奧古斯丁・希爾施富格爾（Augustin Hirschvogel）
詹姆斯・馬許（James Marsh）
馬許試驗（Marsh test）
三氧化二砷（As2O3）
查爾斯・拉法基（Charles Lafarge）
瑪麗（Marie）
鐳女郎（Radium Girls）
查爾斯・諾里斯（Charles Norris）
亞歷山大・蓋特勒（Alexander Gettler）
法醫學科學院（American Academy of Forensic Sciences , AAFS）
艾麗斯・漢密爾頓（Alice Hamilton）
赫爾館（Hull House）
聯合碳化物印度有限公司（UCIL）
異氰酸甲酯（Methyl Isocyanate）
波特（Percivall Pott）
瑞秋・卡森（Rachel Louise Carson）
《寂靜的春天》（Silent Spring）
《斯德哥爾摩公約》（Stockholm Convention on Persistent Organic Pollutants）
美國毒物控制中心協會（American Association of Poison Control Centers, AAPCC）
美國毒理學會（Society of Toxicology, SOT）
國際毒理學聯合會（IUTOX）
《毒理學和應用藥理學》（Toxicology and Applied Pharmacology）
路易斯・卡薩瑞特（Louis J. Casarett）
約翰・道爾（John Doull）
《毒理學：毒物的基本科學》（Casarett and Doull's Toxicology: The Basic Science of Poisons）
台灣毒物學學會（Toxicology Society of Taiwan, TSTA）
德比的喬瑟夫・萊特（Joseph Wright of Derby）

無毒生活是幻想
甲基汞（Methylmercury）
生物累積性（Bioaccumulation）
生物濃縮作用（Bioconcentration）
樹脂（polythiol resin）
金屬硫蛋白（Metallothionein）
塞維索（Seveso）
馬來亞緊急狀態（Malayan Emergency）
牧場助手行動（Operation Ranch Hand）
橙劑（Agent Orange）
尤申科（Viktor Yushchenko）
《橙色冬天》（Orange Winter）
內分泌干擾素（Endocrine Disrupting Chemical）
環境荷爾蒙（Environmental Hormones）
戴奧辛（Dioxin）
多氯二聯苯戴奧辛（Polychlorinated dibenzo-p-dioxins, PCDDs）
多氯二聯苯呋喃（Polychlorinated dibenzo-p-furans, PCDFs）
國際癌症研究中心（International Agency for Research

i 生活 41

我們與毒的距離只在一線間

11 個中毒案例教你如何與毒共處，劑量才是重點

作　　者／姜至剛、陳佳煌、孫銘宗

封面設計／水青子　版型設計&內文編排／林家琪　文稿整理／劉素芬

責任編輯／劉素芬　行銷企畫／呂玠忞　總編輯／林獻瑞

出 版 者／好人出版 / 遠足文化事業股份有限公司

新北市新店區民權路108之2號9樓

電話02-2218-1417　傳真02-8667-1065

發　　行／遠足文化事業股份有限公司（讀書共和國出版集團）

新北市新店區民權路108之2號9樓

電話02-2218-1417　傳真02-8667-1065

電子信箱service@bookrep.com.tw　網址http://www.bookrep.com.tw

郵撥帳號 19504465 遠足文化事業股份有限公司

讀書共和國客服信箱：service@bookrep.com.tw

讀書共和國網路書店：www.bookrep.com.tw

團體訂購請洽業務部(02) 2218-1417 分機1124

法律顧問／華洋法律事務所　蘇文生律師

印　　製／博創印藝文化事業有限公司　電話02-8221-5966

出版日期／2024年5月29日

定　　價／450元

ISBN 978-626-7279-74-8

ISBN 9786267279724（PDF）

ISBN 9786267279731（EPUB）

國家圖書館出版品預行編目 (CIP) 資料

我們與毒的距離只在一線間 : 11 個中毒案例教你如何與毒共處 , 劑量才是重點 / 姜至剛 , 陳佳煌 , 孫銘宗作 . -- 新北市 : 遠足文化事業股份有限公司好人出版 : 遠足文化事業股份有限公司發行 , 2024.05 288 面 ; 15*21 公分 . -- (i 生活 ; 41)
ISBN 978-626-7279-74-8(平裝) 1.CST: 中毒 2.CST: 毒理學 3.CST: 個案研究
418.8　113006695